第2種衛生管理者最短合格テキスト・問題集（初版）
正誤表

頁	位置	誤	正
P.99	下図 必要換気量 数式	通常0.003～0.004%	通常0.03～0.04%
P.179	解答解説(5)	呼気	吸気
P.201	解答解説(7)④	=73kg÷2.89	=73÷2.89
P.232	解答・解説①(2)	生命繊維	生命維持
P.237	解答・解説④(3)	=72kg÷2.89m	=72÷2.89

お詫びして訂正いたします。　　　　　　　　　同文舘出版株式会社

最短合格テキスト

第1種 衛生管理者

【監修】山口 正浩 ＋ 中山 歳一 [著]
㈱経営教育総合研究所

同文舘出版

はじめに

　株式会社経営教育総合研究所は、中小企業診断士や販売士などの受験教育や企業研修の場において、企業の実情に応じた人材育成・教育研修サービスを提供しています。

　著者が所属する衛生管理者研究会は、経営教育総合研究所の人事・労務コンサルタントを中心に結成された衛生管理者受験対策の専門組織です。

　本書は、衛生管理者研究会の主任研究員が、平成21年10月までに公表されている問題の出題傾向を分析し、重要頻出事項をコンパクトにまとめています。限られた時間で確実に合格したい方には最適なテキストです。

●本書の特長

　本書には、4つの特長があります。

①専用HPで法改正にも迅速対応！

……すでに市販されている書籍は、最新の法改正情報への対応が困難です。本書では、衛生管理者研究会のHP（http://www.eiseikanri.biz/）で出版後の法改正情報にも適切に対応しています。

②重要テーマをさらに絞り込んだ講師からのアドバイス！

……本書の重要頻出事項をさらに絞り込んだ「得点力UPアドバイス」は、忙しい方の直前期のチェックにも最適です。

③出題テーマを重要度別に攻略！

……学習の効率を最大にするためテーマごとの重要度を★印で示しています。重要度は、★が多いほど重要度が高くなります。重要度が一目でわかるので、効率的に学習できます。

④学習した知識はすぐに確認！

各テーマの学習が終わったら、過去問を徹底分析した確認問題

で理解度を確認しましょう。学習したテーマをすぐに確認することで、本試験レベルへ実力アップできます。

●大きく変化しつつある出題傾向への対応

ここ数年、物質名（トルエンやアンモニアなど）とその区分に関する知識を前提とした応用的な内容の出題が目立ちます。本書では、3章関係法令（有害業務）で対応しています。衛生管理者試験は、一定の知識を有しているか否かを確認するための試験です。難問対策も必要ですが、重要テーマを中心に効率的に学習しましょう。

最近の出題傾向と出題数

有害業務に係るもの以外のもの※		有害業務に係るもの		労働生理	試験時間
関係法令	労働衛生	関係法令	労働衛生		3時間
7問	7問	10問	10問	10問	合計44問

※本書では、非有害業務（1章、2章）と表記

さらに、姉妹書である『第1種衛生管理者　最短合格問題集』を併用して学習することで、是非とも合格の栄冠を勝ち取られることを祈念いたします。

(株)経営教育総合研究所
山口正浩

『第1種衛生管理者　最短合格テキスト』——目次

はじめに

衛生管理者試験の概要 ……………………………………………… 10

1章
関係法令（非有害業務）

Ⅰ 労働安全衛生法

1. 総則
労働安全衛生法（安衛法）の目的 ……………………………… 18

2. 安全衛生管理体制
安全衛生管理体制 ………………………………………………… 20

3. 安全衛生教育
安全衛生教育 ……………………………………………………… 28

4. 健康に関する措置
健康診断 …………………………………………………………… 32

Ⅱ 諸法令

1. 労働安全衛生規則（第3編）
作業環境基準 ……………………………………………………… 37

2. 事務所衛生基準規則
事務所衛生基準規則 ……………………………………………… 42

3. 労働基準法
定義と労働契約 …………………………………………………… 46

賃金 ……………………………………………………………… 52
　　労働時間 ………………………………………………………… 54
　　休憩と休日 ……………………………………………………… 58
　　就業規則と寄宿舎規制 ………………………………………… 62

2章
労働衛生（非有害業務）

Ⅰ　作業環境要素

1．一般作業環境
　　温熱環境と空気環境および換気 ……………………………… 68
　　視環境 …………………………………………………………… 74
　　食中毒 …………………………………………………………… 76

Ⅱ　職業性疾病

1．一般作業場による疾病
　　ＶＤＴ作業によるもの ………………………………………… 78

Ⅲ　健康管理

1．健康の保持増進対策
　　ＴＨＰと健康測定 ……………………………………………… 82

Ⅳ　その他

1．統計
　　労働衛生管理統計 ……………………………………………… 90

2. 労働衛生教育と喫煙対策
労働衛生教育と喫煙対策 ·· 92
3. 救急処置
一次救命処置 ·· 96
止血と骨折 ·· 102
熱中症 ·· 106
その他 ·· 108

3章
関係法令（有害業務）

Ⅰ 労働安全衛生法
1. 安全衛生管理体制と機械等・有害物に関する規制
安全衛生管理体制 ·· 112
機械等・有害物に関する規制 ······································ 118
2. 安全衛生教育と健康に関する措置
安全衛生教育 ··· 122
作業環境測定 ··· 126
特殊健康診断 ··· 128
健康管理手帳 ··· 132

Ⅱ 諸法令
1. 労働安全衛生規則（第3編）
有害な作業環境 ·· 136

2. 有機溶剤中毒予防規則
区分と設備 …………………………………………140
その他 ………………………………………………147

3. 特定化学物質障害予防規則
総則 …………………………………………………150
定期自主検査等 ……………………………………153

4. 酸素欠乏症等防止規則
総則 …………………………………………………156
一般防止措置 ………………………………………160

5. 労働基準法
就業制限 ……………………………………………164

4章
労働衛生（有害業務）

I 職業性疾病

1. 有害作業場による疾病①
じん肺とがん ………………………………………170
金属とガスによるもの ……………………………174
有機溶剤によるもの ………………………………178

2. 有害作業場による疾病②
高温および低温 ……………………………………180
非電離放射線と電離放射線 ………………………182
その他の有害エネルギー …………………………186

II 作業環境管理

1. 作業環境測定と作業環境改善
作業環境測定 …………………………………………… 190
作業環境改善 …………………………………………… 194

2. 工学的改善
局所排気装置 …………………………………………… 198

III その他

1. 作業管理
労働衛生保護具 ………………………………………… 204

2. 健康管理
特殊健康診断 …………………………………………… 208

5章 労働生理

I 人体の組織と機能

1. 循環器系
循環器系 ………………………………………………… 214

2. 呼吸器系
呼吸器系 ………………………………………………… 218

3. 運動器系
運動器系 ………………………………………………… 222

4. 消化器系と泌尿器系
消化器系と泌尿器系 …………………………………………… 226

5. 神経系
神経系 ………………………………………………………… 232

6. 内分泌系と代謝系
内分泌系 ……………………………………………………… 238
代謝系 ………………………………………………………… 240

7. 感覚器系
感覚器系 ……………………………………………………… 244

8. 血液系
血液系 ………………………………………………………… 250

II 人体機能の変化と疲労

1. ホメオスタシスと疲労
ホメオスタシスと疲労 ………………………………………… 254

装丁●中濱健治
本文イラスト●松浦直彦
本文DTP●志岐デザイン事務所

衛生管理者免許試験概要

(1)衛生管理者

衛生管理者は、労働者の健康障害を防止するために作業環境や健康の管理、労働衛生教育の実施、健康の保持増進のための措置などの職務を行います。

常時50人以上の労働者を使用する事業場では、衛生管理者免許を有する者のうちから労働者数に応じ一定数以上の衛生管理者を選任しなければならないと労働安全衛生法で規定されています。

(2)衛生管理者の選任

衛生管理者は、衛生管理者免許試験合格者などの有資格者の中から選任します。

①免許試験や申請などで衛生管理者免許を取得できるもの

1. 第1種衛生管理者免許

ア	第1種衛生管理者免許試験に合格した者
イ	学校教育法による大学または高等専門学校において、医学に関する課程を修めて卒業した者
ウ	学校教育法による大学において、保健衛生に関する学科を専攻して卒業した者で労働衛生に関する講座または学科目を修めた者
エ	その他厚生労働大臣が定める者
オ	保健師助産師看護師法第7条の規定により保健師（婦）免許を受けた者
カ	医師法第11号第2号および第3号に掲げる者
キ	歯科医師法第11条各号に掲げる者
ク	薬剤師法第2条の規定により薬剤師の免許を受けた者
ケ	都道府県労働局長が全各号に掲げる者と同等以上の能力を有すると認める者

2．第2種衛生管理者免許

ア	第2種衛生管理者免許試験に合格した者
イ	その他厚生労働大臣が定める者

②衛生管理者免許の取得をせずに衛生管理者の資格を有するもの

1	医師
2	歯科医師
3	労働衛生コンサルタント
4	教育職員免許法の規定に基づく保健体育若しくは保健の教科についての中学校教諭免許状または養護教諭免許状を有する者で、学校教育法第1条の学校に在職する者
5	学校教育法による大学または高等専門学校において保健体育に関する科目を担当する教授、助教授または講師（常時勤務に服する者に限る）

(3)第1種衛生管理者免許と第2種衛生管理者免許の違い

　免許の種類によって衛生管理者を選任できる業種が異なります。

第1種衛生管理者免許および衛生工学衛生管理者免許保有者、労働衛生コンサルタント、医師、歯科医師など	農林水産業、鉱業、建設業、製造業（物の加工業を含む）、電気業、ガス業、水道業、熱供給業、運送業、自動車整備業、機械修理業、医療業、清掃業
上記の他、第2種衛生管理者免許を有する者など	その他の業種（金融業、小売業など）

(4)受験資格

　衛生管理者免許試験には、受験資格が必要になります。

1	学校教育法による大学（短期大学を含む）または高等専門学校（※1）を卒業した者で、その後1年以上労働衛生の実務に従事した経験を有するもの
2	学校教育法による高等学校または中等教育学校（※2）を卒業した者で、その後3年以上労働衛生の実務に従事した経験を有するもの
3	船員法による衛生管理者適任証書の交付を受けた者で、その後1年以上労働衛生の実務に従事した経験を有するもの
4	高等学校卒業程度認定試験に合格した者、外国において学校教育における12年の課程を修了した者など学校教育法施行規則第150条（旧規則第69条）の規定により高校卒と同等以上と認められる者で、その後3年以上労働衛生の実務に従事した経験を有するもの

5	a. 職業能力開発促進法施行規則第9条に定める専門課程の高度職業訓練（※3）のうち同令別表第6に定めるところにより行われるものを修了した者で、その後1年以上労働衛生の実務に従事した経験を有するもの b. 職業能力開発促進法施行規則第9条に定める応用課程の高度職業訓練のうち同令別表第7に定めるところにより行われるものを修了した者で、その後1年以上労働衛生の実務に従事した経験を有するもの
6	職業能力開発促進法施行規則第9条に定める普通課程の普通職業訓練（※3）のうち同令別表第2に定めるところにより行われるものを修了した者で、その後3年以上労働衛生の実務に従事した経験を有するもの
7	職業訓練法施行規則の一部を改正する省令（昭和53年労働省令第37号）附則第2条第1項の専修訓練課程の普通職業訓練を修了した者で、その後4年以上労働衛生の実務に従事した経験を有するもの
8	10年以上労働衛生の実務に従事した経験を有する者
9	a. 外国において、学校教育における14年以上の課程を修了した者で、その後1年以上労働衛生の実務に従事した経験を有するもの b. 水産大学校、防衛大学校、気象大学校または海上保安大学校を卒業した者で、その後1年以上労働衛生の実務に従事した経験を有するもの c. 職業能力開発総合大学校（旧職業能力開発大学校）における長期課程の指導員訓練（※3）を修めて卒業した者で、その後1年以上労働衛生の実務に従事した経験を有するもの d. 特別支援学校（旧盲学校、聾学校または養護学校）の高等部を卒業した者など学校教育法第90条（旧法第56条）第1項の規定による通常の課程による12年の学校教育を修了した者で、その後3年以上労働衛生の実務に従事した経験を有するもの

（※1）高等専門学校には、専修学校・各種学校などは含まれません。
（※2）中高一貫教育の学校のことで中学校ではありません。
（※3）改正前の法令により当該訓練と同等とみなされるものを含みます。

(5)試験科目
①第1種衛生管理者免許試験

試験科目	範囲	出題数および配点		試験時間
労働衛生	有害業務に係るもの（※4）	10問	80点	3時間 科目免除者は2時間15分
労働衛生	有害業務に係るもの以外のもの（※5）	7問	70点	
関係法令	有害業務に係るもの	10問	80点	
関係法令	有害業務に係るもの以外のもの	7問	70点	
労働生理		10問	100点	

（※4）本書では、有害業務と表記しています。
（※5）本書では、非有害業務と表記しています。

② 特例第1種衛生管理者免許試験

特例第1種衛生管理者免許試験とは、第2種衛生管理者免許を受けた者が、第1種衛生管理者免許試験を受験する試験のことをいいます。

試験科目	範囲	出題数および配点		試験時間
労働衛生	有害業務に係るものに限る	10問	80点	2時間
関係法令	有害業務に係るものに限る	10問	80点	

(6)免除科目

船員法による衛生管理者適任証書の交付を受けた者で、その後1年以上労働衛生の実務に従事した経験を有するものは、労働生理を免除することができます。

(7)出題形式

マークシートによる5肢択一形式の筆記試験です。

(8) **合格基準**

範囲ごとの得点が40％以上で、かつ、合計点が60％以上であることとされています。

(9) **試験実施状況**

全国に7か所にある安全衛生技術センターにて毎月1～3回実施しています。この他に出張による試験も実施しています。

(10) **試験手数料**

各免許試験ともに、7000円です（平成22年2月現在）。

(11) **受験申請書の取得方法**

「免許試験受験申請書」は、財団法人安全衛生技術試験協会や安全衛生技術センターなどで無料配布しています。

なお、郵送料がかかりますが郵送による請求も可能です。

(12) **財団法人安全衛生技術試験協会および各安全衛生技術センター**

	所在地	電話
(財)安全衛生技術試験協会	〒101-0065 東京都千代田区西神田3-8-1 千代田ファーストビル東館9階	03-5275-1088
北海道安全衛生技術センター	〒061-1407 北海道恵庭市黄金北3-13	0123-34-1171
東北安全衛生技術センター	〒989-2427 宮城県岩沼市里の杜1-1-15	0223-23-3181
関東安全衛生技術センター	〒290-0011 千葉県市原市能満2089	0436-75-1141
中部安全衛生技術センター	〒477-0032 愛知県東海市加木屋町丑寅海戸51-5	0562-33-1161

近畿安全衛生技術センター	〒675-0007 兵庫県加古川市神野町西之山字迎野	079-438-8481
中国四国安全衛生技術センター	〒721-0955 広島県福山市新涯町2-29-36	084-954-4661
九州安全衛生技術センター	〒839-0809 福岡県久留米市東合川5-9-3	0942-43-3381

⒀免許申請

　免許試験に合格された方は、免許申請の手続きが必要になります。免許申請は、受験した安全衛生技術センターにかかわらず、すべて、東京労働局免許証発行センター〔〒108-0014　東京都港区芝5-35-1〕に郵送で行います。

①申請書類

　所定の免許申請書に必要事項を記入し、国の収入印紙1500円と写真1枚（鮮明で変色のおそれのないもの）を貼付

②添付書類

1	免許試験合格通知書（原本）
2	380円分の切手を貼付した免許証郵送用封筒（返信用封筒）
3	受験申請後変更のあった場合は、本人確認証明書
4	他に労働安全衛生法関係既得免許証を持っている場合は、その免許証

　その他、衛生管理者免許試験に関する詳細については、指定試験機関である財団法人安全衛生技術試験協会へお問い合わせください。

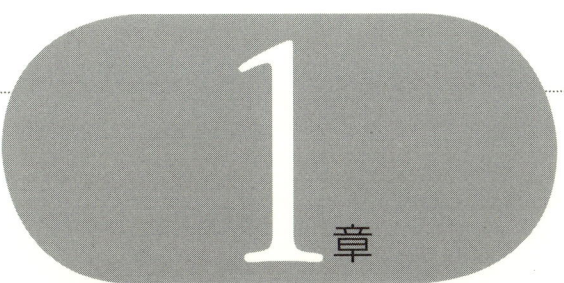

1章

関係法令（非有害業務）

I
労働安全衛生法

II
諸法令

I 労働安全衛生法

1 総則

労働安全衛生法（安衛法）の目的

得点力UPアドバイス

☑ **安衛法の目的**

安衛法第1条は、この法律を学習するうえで非常に重要な条文です。本試験では穴埋め系の択一問題として出題される傾向にあります。2つの目的と3つの措置をしっかりと覚えましょう。

安衛法の目的

1 安衛法とは　　　　　　　　　　　　　　　★★☆

安衛法は、昭和47年に、労働者の安全と命を守ることなどを目的として制定されました。第1条に、この法律の目的が記載されています。

> この法律は、労働基準法と相まって、労働災害の防止のための**危害防止基準の確立、責任体制の明確化**および**自主的活動の促進**の措置を講ずる等その防止に関する総合的計画的な対策を推進することにより職場における労働者の**安全と健康を確保**するとともに、**快適な職場環境の形成**を促進することを目的とする

2 目的　　　　　　　　　　　　　　　　　★☆☆

①目的

前述の条文は、安衛法をコンパクトにまとめたものです。目的を理解することで、安衛法の理解が深まります。

安衛法の目的は次の2つに分けることができます。第1条の後半

部分が該当します。

目的	労働者の安全と健康を確保すること
	快適な職場環境の形成を促進すること

②目的達成のための措置

①の目的を達成するために、次の３つの措置をとり、労働災害防止に関する総合的計画的な対策を推進します。第１条の前半部分が該当します。

達成のための３つの措置	危害防止基準の確立
	責任体制の明確化
	自主的活動の促進

定 義

法令で使用される重要な用語については、定義という形で、用語の意味を説明しています。安衛法での定義は、次のとおりです。

用　語	定　義
労働災害	労働者の就業にかかる建設物、設備、原材料、ガス、蒸気、粉じん等により、または作業行動その他業務に起因して、労働者が負傷し、疾病にかかり、または死亡することをいう
労働者	職業の種類を問わず、事業または事務所に使用される者で、賃金を支払われる者のことをいう **パートタイマーやアルバイトも労働者**になる
事業者	事業を行う者で、労働者を使用する者をいう 法人ならば法人自体が、個人事業ならば経営者個人が、事業者となる
化学物質	元素および化合物のことをいう
作業環境測定	作業環境の実態を把握するため空気環境その他の作業環境について行うデザイン、サンプリングおよび分析(解析を含む)のことをいう
屋外的業種	林業、鉱業、建設業、運送業および清掃業
工業的業種	製造業(物の加工業を含む)、電気業、ガス業、熱供給業、水道業、通信業、各種商品卸売業、家具・建具・じゅう器等卸売業、各種商品小売業、家具・建具・じゅう器小売業、燃料小売業、旅館業、ゴルフ場業、自動車整備業および機械修理業
非工業的業種	上記以外の業種(金融業、小売業など)

I 労働安全衛生法

2 安全衛生管理体制

安全衛生管理体制

得点力UPアドバイス

☑ **安全衛生管理体制**

①衛生管理者の専属

　衛生管理者の専属と労働衛生コンサルタントとの関係に注目しましょう。複数の衛生管理者の中に労働衛生コンサルタントがいるときは、労働衛生コンサルタントのうち**1人**については、専属のものでなくてもよいことになっています。

②衛生管理者の選任

　第2種衛生管理者は、選任が可能な業種が限られています。特に、**医療業**や**清掃業**は、第2種衛生管理者では衛生管理者として選任できないことに注意しましょう。

③衛生委員会

　次のa〜cは、重要キーワードです。確実に押さえましょう。

a. 常時50人以上

b. 毎月1回以上開催

c. 重要事項の記録保存期間は、3年間

1 安全衛生管理体制　★☆☆

　労働災害の防止を日常的に行うために組織し、事業場の責任者をトップとする体制を整えるための規定を安全衛生管理体制といいます。安全衛生管理体制は、一般的な会社組織の体制とは別の体制を組織します。

　安衛法では、企業が安全衛生管理と企業の生産ラインとを一体的に運営することを期待しています。

　さらに、一定規模以上の事業場では、工場長のような事業の実施を統括管理する者を総括安全衛生管理者にあてることにしました。

　加えて、衛生管理者、産業医、作業主任者も法定され、安全衛生管理体制の充実が図られています。

一般的組織と安全衛生管理体制

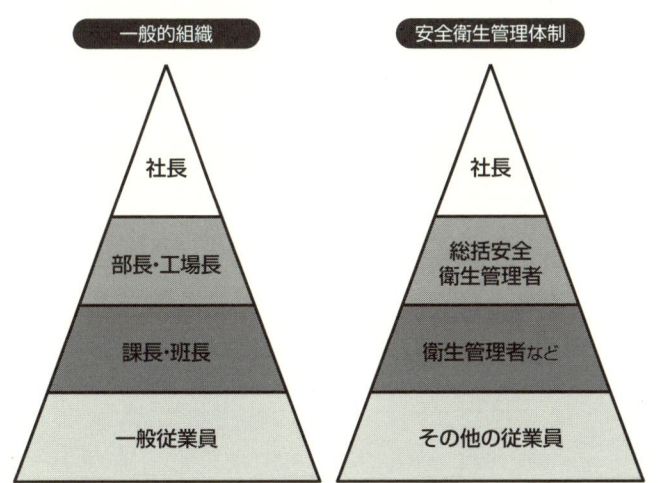

2 総括安全衛生管理者　★☆☆

　総括安全衛生管理者は、事業場における安全衛生管理体制の最高責任者です。

　事業場の規模にもよりますが、事業場で実質的に経営首脳者とし

ての権限を有している者（工場長、部長、支店長、支配人など）が、総括安全衛生管理者になります。

事業場の規模	建設業、運送業等の屋外的業種…**常時100人以上** 電気業、製造業等の工業的業種…**常時300人以上** 金融業、小売業等の非工業的業種……**常時1000人以上**
主な職務等	**衛生管理者等の指揮** 安全衛生に関する方針の表明 危険性または有害性等の調査およびその結果に基づき講ずる措置 安全衛生に関する計画の作成、実施、評価および改善
選任報告	14日以内に選任し、遅滞なく報告
代理者	必要 （旅行、疾病、事故などによって職務を行うことができないとき）
資格要件	事業を統括管理する者

❸ 衛生管理者 ★★★

①職務等

衛生管理者は、総括安全衛生管理者を補佐する者として位置づけられています。

事業場の規模	**常時50人以上**
主な職務等	健康障害防止 **衛生教育、健康診断の実施に関すること** 労働災害の原因調査と再発防止 **週1回以上の作業場巡視** 設備、作業方法、衛生状態に有害のおそれがあるときは、ただちに、健康障害防止措置を講ずる
選任報告	14日以内に選任し、遅滞なく報告 関係労働者に周知
代理者	必要 （旅行、疾病、事故などによって職務を行うことができないとき）
資格要件	第1種・第2種衛生管理者免許取得者 医師 労働衛生コンサルタント

②選任者数等
a. 選任者数と専属

　衛生管理者は、事業場の規模に応じて、選任者数が定められています。専属が原則ですが、複数の衛生管理者の中に**労働衛生コンサルタント**がいる場合は、労働衛生コンサルタントのうち**1人**については、**専属の者でなくてもよい**ことになっています。

　専属とは、事業場に属していることをいいます。

b. 専任

　一定の有害業務に常時501人以上の労働者を使用する場合や常時1001人以上の労働者を使用する事業場の場合は、**少なくとも1人の専任**が必要になります。

　専任とは、通常の勤務時間を専ら衛生管理者としての職務を行うために費やすことをいいます。他の職務を兼任する場合は、専任とはいいません。

労働者数	選任者数	専任
50人～200人	1人以上	不要
201人～500人	2人以上	不要
501人～1000人	3人以上	必要（一定の有害業務）
1001人～2000人	4人以上	必要
2001人～3000人	5人以上	必要
3001人～	6人以上	必要

③第1種衛生管理者と第2種衛生管理者

　第1種衛生管理者と第2種衛生管理者とでは、衛生管理者になることができる業種が異なります。

第1種衛生管理者免許および衛生工学衛生管理者免許保有者、労働衛生コンサルタント、医師、歯科医師など	農林水産業、鉱業、建設業、製造業（物の加工業を含む）、電気業、ガス業、水道業、熱供給業、運送業、自動車整備業、機械修理業、**医療業**、**清掃業**
上記の他、第2種衛生管理者免許を有する者など	その他の業種（**金融業**、小売業など）

4 産業医 ★★☆

①職務等

　専門医学的立場で労働衛生を遂行する者です。専門家として労働者の健康管理にあたります。

事業場の規模	常時50人以上
主な職務等	健康診断、面接指導の実施とその結果に基づく措置 作業環境の維持管理 作業管理、健康管理、健康教育、健康相談などの健康の保持増進を図るための措置 衛生教育 健康障害の原因調査と再発防止 月1回以上の作業場巡視 作業方法または衛生状態に有害のおそれがあるときは、労働者の健康障害防止のための措置 総括安全衛生管理者に対して勧告 衛生管理者に対して指導もしくは助言
選任報告	14日以内に選任し、遅滞なく報告
代理者	必要 （旅行、疾病、事故などによって職務を行うことができないとき）
資格要件	一定の研修を修了した医師試験区分が保健衛生である労働衛生コンサルタント試験に合格した者

②選任者数と専属

　産業医は、事業の規模に応じて選任者数や専属に関することが定められています。

労働者数	選任者数	専属
50人～999人	1人以上	不要（500人以上で一定の有害業務の場合は必要）
1000人～3000人	1人以上	必要
3001人～	2人以上	必要

5 衛生推進者 ★☆☆

　中小規模事業場の労働災害の発生件数は、大規模事業場に比べて格段に多い状況です。衛生推進者は、このような状況を踏まえて法定されました。中小規模事業場の衛生管理を担当します。

事業場の規模	常時10人~50人未満
主な職務等	健康障害防止 安全または衛生教育、健康診断等の実施 健康障害の調査と再発防止
選任報告	14日以内に選任するが、報告は不要 関係労働者に周知
代理者	不要
資格要件	必要な能力を有すると認められる者

6 衛生委員会　　　　★★☆

衛生に関する調査審議機関として、衛生委員会があります。

事業場の規模	常時50人以上
主な職務等	健康障害防止・健康の保持増進のための基本対策 衛生に関する労働災害の原因および再発防止対策 長時間労働による健康障害防止対策 精神的健康の保持増進対策 上記の他、健康障害防止・健康の保持増進に関する重要事項 **毎月1回以上開催** 議事で重要なものは、記録を作成して、**3年間保存**
議長	総括安全衛生管理者 総括安全衛生管理者以外の者で、その事業の実施を統括管理するもの これに準ずる者のうちから事業者が指名した者
その他の構成員	委員の半数については、労働者の過半数で組織する労働組合または労働者の過半数を代表する者の推薦に基づき指名 ただし、労働者の過半数で組織する労働組合との間における労働協約に別段の定めがあるときを除く
	衛生管理者のうちから事業者が指名した者
	産業医のうちから事業者が指名した者
	当該事業場の労働者で、衛生に関し経験を有するもののうちから事業者が指名した者
	事業者は、**当該事業場の労働者**で、作業環境測定を実施している**作業環境測定士**であるものを衛生委員会の委員として**指名することができる**

確認テスト 安衛法の目的と安全衛生管理体制

問題

(1) 労働安全衛生法の目的に関する次の文中の空欄A～Cに適切な語句を記入せよ。

「この法律は、労働基準法と相まって、労働災害の防止のための危害防止基準の確立、[A]の明確化および[B]の促進の措置を講ずる等その防止に関する総合的計画的な対策を推進することにより職場における労働者の安全と健康を確保するとともに、[C]の形成を促進することを目的とする。」

(2) 常時300人の労働者を使用する医療業の事業場で、衛生管理者2人を第2種衛生管理者免許を有する者のうちから選任した。

(3) 常時1200人の労働者を使用する事業場で、3人の衛生管理者のうち2人を、事業場に専属でない労働衛生コンサルタントから選任している。

(4) 衛生委員会の議事で重要なものについては、記録を作成し、3年間保存しなければならない。

解答解説

(1) A　責任体制　　B　自主的活動　　C　快適な職場環境
(2) ×　医療業は、第1種衛生管理者のうちから選任する。
(3) ×　誤っている箇所が、前半と後半にある。前半の選任者数については、3人ではなく、4人。後半の専属でない労働衛生コンサルタントからの選任については、2人ではなく、1人である。ただし、専属を原則としている衛生管理者の選任において、この例外が許されるのは、2人以上の衛生管理者を選任する場合に限られている。
(4) ○

I 労働安全衛生法

3 安全衛生教育

安全衛生教育

得点力UPアドバイス

☑ **労働者の範囲**

労働者範囲は、安衛法に限らず、労働基準法でも出題されます。いわゆる**パートタイマーやアルバイトも労働者に含まれる**ことをしっかりと覚えましょう。

☑ **省略**

雇入れ時等の教育には、2種類の省略があることに注目しましょう。

① 教育事項の**全部または一部に関し十分な知識および技能**を有していると認められる労働者に対する省略
② **非工業的業種**（金融業や小売業など）の教育事項の一部省略

☑ **記録の保存**

雇入れ時等教育では、記録の保存義務についての出題が多くみられます。これは、衛生委員会での重要事項や健康診断の結果の保存義務などと混同しやすいためです。

雇入れ時等教育では、記録の保存義務がないことを確実に押さえましょう。

1 安全衛生教育 ★☆☆

労働災害には、危険性や有害性に関する知識や技能が不足していることが原因となっているものが多数あります。

知識や技能不足が原因の労働災害や職業性疾病を防止するためには、労働者に対して適切な教育を実施する必要があります。

安全衛生教育は、衛生管理者が実施するだけでなく、中央労働災害防止協会、各地の労働基準協会などでも実施しています。

2 雇入れ時等教育 ★★☆

雇入れ時等教育とは、労働者を雇い入れる際や作業内容を変更する際に行う安全衛生教育のことです。

いわゆる新人（配置転換を含む）や作業内容が変更された労働者は、従事する業務に対する知識が乏しいため、労働災害を発生させる可能性が高くなりがちです。このような原因による労働災害防止の対応策の一つとして、雇入れ時等教育が法定されました。

労働災害防止が目的ですから、いわゆる**パートタイマーやアルバイト**に対しても、**雇入れ時等教育を実施**する必要があります。

教育事項	機械等、原材料等の危険性または有害性およびこれらの取り扱い方法に関すること	非工業的業種 (→P.19) は、省略可
	安全装置、有害物抑制装置または保護具の性能およびこれらの取り扱い方法に関すること	
	作業手順に関すること	
	作業開始時の点検に関すること	
	当該業務に関して発生するおそれのある疾病の原因および予防に関すること	全業種で省略不可
	整理、整頓および清潔の保持に関すること	
	事故時等における応急措置および退避に関すること	
	上記に掲げるもののほか、当該業務に関する安全または衛生のために必要な事項	
省略	教育事項の**全部または一部**に関し十分な知識および技能を有していると認められる労働者については、当該事項についての教育を省略することができる	

確認テスト 安全衛生教育

問題

(1) 衛生管理者を選任しなければならない事業場においては、衛生にかかる事項についての教育を衛生管理者に行わせなければならない。

(2) 3月以内の期間を定めて雇用する労働者の場合は、危険または有害な業務に従事する者を除き、雇入れ時等教育を省略することができる。

(3) 金融業の事業場における雇入れ時等教育において、法令上、省略できる事項とされているものについては○、省略できない事項とされているものについては×として答えよ。
① 作業開始時の点検に関すること。
② 整理、整頓および清潔の保持に関すること。

(4) 教育事項の全部または一部について、十分な知識および技能を有していると認められる労働者については、当該事項についての雇入れ時等教育を省略することができる。

(5) 事業者は、雇入れ時等教育について、記録を作成し、一定期間保存しなければならない。

解答解説

(1) ×　衛生管理者の職務には、衛生教育の実施に関することが規定されている。この衛生教育の実施に関することには、衛生教育実施のための企画や運営等は含まれるが、衛生教育そのものを衛生管理者に行わせる義務規定までは存在しない。

(2) ×　事業者は、設問のような有期契約労働者の場合であっても危険または有害な業務に従事しない場合であっても、雇入れ時等、教育を行わなければならないとされており、雇用形態や業種による省略は認められていない。

(3) ① ○　作業開始時の点検に関することは、省略することができる項目である。

　　② ×　整理、整頓および清潔の保持に関することは、省略することができない項目である。

(4) ○

(5) ×　記録の保存については、規定されていない。

I 労働安全衛生法

4 健康に関する措置

健康診断

> **得点力UPアドバイス**
>
> ☑ **実施時期**
> 　定期健康診断と特定業務従事者の健康診断との実施時期の違いについて確認しましょう。
>
> ☑ **省略**
> ①雇入時の健康診断
> 　省略は、どのような場合に可能なのか整理しましょう。
> ②定期健康診断
> 　**40歳未満の者（35歳の者を除く）** の省略できる項目とできない項目に注目しましょう。特に、**血圧の測定**は省略できない項目としてよく出題されています。
>
> ☑ **医師による面接指導の基準**
> 　医師による面接指導は、近年注目されているメンタルヘルスや脳・心臓疾患に大きくかかわってきますので、注意が必要。
> 　特に、面接対象労働者の要件にある「**週40時間**」、「**1月当たり100時間**」などの数字は要注意です。

一般健康診断

1 一般健康診断　　　　　　　　　　　　　　　　★★☆

　一般健康診断は、疾病の早期発見と予防を目的として行われるものです。一般健康診断の種類と特徴は次のとおりです。

	名称		対象者	実施の時期		義務
一般健康診断	雇入時		常時使用する労働者	雇い入れの際	一般健康診断を受けた労働者に結果を通知し、5年間記録を保存	常時50人以上の事業場では、定期的な健康診断の結果報告書を所轄労働基準監督署長に提出
	定期		特定業務従事者以外	1年以内ごと		
	特定業務従事者		暑熱、寒冷、放射線、じんあい、異常気圧、振動、重量物、騒音、坑内、有害物、病原体、深夜業	6月以内ごと（胸部エックス線は1年以内ごと）配置換えの際		
	その他	海外派遣労働者	6月以上			
			派遣予定	派遣する際		
			赴任	帰国した際		
		給食従事者の検便	給食従事者	雇い入れの際 配置換えの際		
注意事項	一般		一般健康診断の結果、異常の所見があると診断された労働者については、健康保持のため必要な措置について、実施日から**3月以内**に、医師または歯科医師の意見を聴かなければならない			
	雇入時		受診後、**3月を経過しない者**が証明書を提出したときは、省略できる 健診項目は、定期健診の健診項目とほぼ同じだが、喀痰(かくたん)検査が除かれる **医師の判断による省略は、認められない**			
	海外派遣労働者		定期健康診断の項目のほかに行う健診項目			
			共通の項目	腹部画像検査 血中尿酸検査 B型肝炎抗体検査		
			派遣前のみ	**血液検査**		
			派遣後のみ	**糞便塗抹検査**		

雇入時健康診断と定期健康診断

1 雇入時健康診断　　　　　　　　　　　　　★★☆

　事業者は、**常時使用する労働者**を雇い入れるときは、この労働者に対して、医師による健康診断を行う必要があります。

　ただし、医師による健康診断を受けた後、**3月を経過しない者**を雇い入れる場合、その者がこの健康診断の結果を証明する書面を提出したときは、相当する項目について、**省略することができます**。

2 定期健康診断 ★☆☆

　事業者は、常時使用する労働者（特定業務従事者を除く）に対し、**1年以内ごとに1回**、定期に、医師による健康診断を行う必要があります。

　定期健診項目から**喀痰検査を除いたもの**が、雇入時の健診項目です。

3 定期健診項目の検査項目 ★★★

	35歳および40歳以上の者	40歳未満の者（35歳の者を除く）
定期健康診断の診断項目	既往歴および業務歴の調査	省略不可
	自覚症状および他覚症状の有無の検査	
	身長、体重、腹囲、視力および聴力(1000Hzおよび4000Hzの音にかかる聴力)の検査	身長：20歳以上の者は省略できる 体重：省略不可 腹囲：年齢以外の省略は次の3つ ① 妊娠中の女性等、その腹囲が内臓脂肪の蓄積を反映していないと診断された者 ② BMIが20未満の者 ③ BMIが22未満で腹囲を自己申告した者 視力：省略不可 聴力：省略不可 ただし、45歳未満の者（35歳、40歳の者を除く）は代替措置が可能
	胸部エックス線検査および**喀痰検査**	胸部エックス線検査で、病変の発見されない者等は喀痰検査を省略可
	血圧の測定	省略不可
	貧血検査(血色素量、赤血球数)	省略可
	肝機能検査(GOT、GPT、γ-GTP)	
	血中脂質検査(HDLコレステロール、LDLコレステロール、血清トリグリセライド)	
	血糖検査(空腹時血糖またはヘモグロビンA1c)	
	尿検査(尿中の糖、たん白)	省略不可
	心電図検査	省略可

(医師による面接指導)

1 医師による面接指導　★★☆

労働環境の変化から残業時間が長引く傾向にあります。残業時間の増加に伴う労働時間の長時間化により、労働者の疲労は蓄積し、慢性化しています。この慢性疲労によるメンタルヘルスの不調や脳・心臓疾患のリスクを予防するため、事業者は、医師による面接指導を実施することが義務づけられています。

面接指導とは、問診その他の方法により心身の状況を把握し、これに応じて面接により必要な指導を行うことをいいます。

対象事業場		すべての事業場
対象労働者		**週40時間**を超える労働が1月当たり**100時間**を超え（算定労働時間）、かつ、疲労の蓄積が認められるとき
実施方法など	労働者	労働者からの申し出により行う ただし、1か月以内に面接指導を受けた労働者等で、面接指導を受ける必要がないと医師が認めた者を除く
	医師	産業医 産業医の要件を備えた医師等 上記のような労働者の健康管理等に必要な医学的知識を有する医師が望ましい
		労働者の勤務の状況 疲労の蓄積の状況 その他心身の状況（メンタルヘルス面も含む） 上記について確認し、労働者本人に必要な指導を行う
	事業者	対象労働者の算定労働時間の基準日を毎月1回以上定める 対象労働者の健康保持に必要な措置について、医師の意見を聴く 医師の意見を勘案し、必要があると認めるときは、対象労働者の実情を考慮して、労働条件を見直す（就業場所の変更、作業の転換、労働時間短縮、深夜業の回数減等）ほか、衛生委員会等へ医師の意見を報告その他の適切な措置を講じる
		面接指導の結果に基づき、当該面接指導の結果の記録を作成して、**5年間保存**
		面接指導の事務に従事した者には、その実施に関して守秘義務が課せられる

確認テスト 健康診断

問題

(1) 雇入時の健康診断において、医師が必要でないと認めるときは、身長、体重、腹囲等の一定の検査項目を省略することができる。

(2) 厚生労働大臣が定める基準に基づき、医師が必要でないと認めるときは、定期健康診断における血圧の測定を省略することができる。

(3) 一般健康診断の結果、異常の所見があると診断された労働者の場合、健康保持のため必要な措置について、実施日から3月以内に、医師または歯科医師の意見を聴かなければならない。

(4) 面接指導の対象となる労働者は、深夜業に1月当たり4回以上従事し、かつ、1週40時間を超えて労働した時間数が1月当たり120時間を超える者である。

解答解説

(1) ×　雇入時の健康診断では、医師の判断による検査項目の省略は、認められない。
(2) ×　血圧の測定は、医師の判断による省略が認められていない。
(3) ○
(4) ×　面接指導の対象となる労働者は、深夜業に限らない。また、1月当たりの労働時間数は120時間ではなく100時間である。

Ⅱ 諸法令

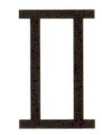

1 労働安全衛生規則（第3編）

作業環境基準

> **得点力UPアドバイス**
>
> ☑ **作業場の作業環境基準**
> 　衛生管理者試験全般にいえることですが、数字や数値を1つでも多く覚えることが、攻略の近道になります。ここでは、特に次の2つの項目に注目しましょう。
> ①気積
> 　最大労働者数を求める計算式を覚えましょう。
> ②換気
> 　20分の1という数字に着目しましょう。15分の1が20分の1より大きいか否かを問う出題が多くみられます。惑わされることのないようにしましょう。

1 労働安全衛生規則（安衛則）（第3編）　★☆☆

　安衛則（第3編）では、換気や照明などの作業場の環境基準を定めています。

2 気積および換気　★★☆

①気積

　気積とは、作業場の容積のことをいいます。事業者は、労働者を常時就業させる屋内作業場の気積を、設備の占める容積および床面から4mを超える高さにある空間を除き、労働者1人について、10m³以上とする必要があります。

$$最大労働者数 = \frac{作業場の容積※(縦m×横m×高さm) - 設備の容積※}{10m^3}$$

※作業場や設備の容積を計算するときの高さが4mを超えるときは4mとして計算する。

②換気

換気は、空気環境を良好に保つための基本です。労働者を常時就業させる屋内作業場の場合、窓その他の開口部の直接外気に向かって開放することができる部分の面積が、常時床面積の**20分の1以上**にする必要があります。

3 採光および照明 ★★☆

①照度

作業面の照度について、次のように定められています。

作業の区分	基準
精密な作業	300ルクス以上
普通の作業	150ルクス以上
粗な作業	70ルクス以上

②採光

明暗の対照が著しくなく、かつ、**まぶしさを生じさせない方法**による必要があります。

③照明

事業者は、労働者を常時就業させる場所の照明設備について、**6月以内**ごとに1回、定期に、点検する必要があります。

4 その他 ★☆☆

①休養室等

事業者は、**常時50人以上**または**常時女性30人以上**の労働者を使用するときは、労働者が、臥床することのできる休養室または休養所を、**男性用と女性用とに区別**して設ける必要があります。

常時使用する労働者数	男女別の休養室
男性49人、女性1人の場合	必要
男性25人、女性24人の場合	不要

②清掃など

a. 清掃

清掃は、作業場の環境を清潔に保つための基本です。日常行う清掃以外にも、次のものについて、**6月以内**ごとに1回、定期に、統一的に行うように義務づけています。

日常的な清掃のほかに行う大掃除
ねずみ、昆虫等の発生場所、生息場所、侵入経路、被害の状況について、調査し、その結果に基づいて講ずる発生防止のための必要な措置

b. 事業場に附属する食堂

食事は、大切な活力源ですから、事業場に附属する食堂または炊事場で食中毒等を発生させてはなりません。そこで食中毒防止のために次の規定を設けています。

食堂の床面積は、食事の際の1人について、1 m^2 以上
食堂には、食卓および労働者が食事をするためのいす(座食の場合を除く)を設ける
昆虫、ねずみ、犬、猫等の害に対する防止設備の設置
炊事従業員専用の休憩室および便所の設置
炊事専用の清潔な作業衣を着用
炊事場には、炊事場専用のはき物を備え、土足を禁止

確認テスト 作業環境基準

問題

(1) 常時50人の労働者を同時に就業させている屋内作業場の気積が、設備の占める容積および床面から4mを超える高さにある空間を除き800m³である。

(2) 労働衛生上有害な業務を行わず、換気設備を設けていない屋内作業場で、直接外気に向かって開放することのできる窓の面積が常時床面積の15分の1となっている。

(3) 精密な作業を行う作業場において、作業面の照度を200～250ルクスになるようにしている。

(4) 常時男性9人、女性36人の労働者を使用する事業場においては、労働者が、臥床することのできる休養室または休養所を男性用と女性用に区別して設けなければならない。

(5) 常時就業させる場所の照明設備については、1年以内ごとに1回、定期に、点検しなければならない。

(6) 事業場に附属する食堂の炊事従業員について、専用の便所を設けているが、休憩室は一般従業員と共用にしている。

解答解説

(1) ◯　気積は、設備の占める容積および床面から4mを超える高さにある空間を除き、労働者1人について10m³以上としなければならない。常時50人の労働者のときは500m³以上の気積が必要である。設問は、この広さを備えている。

(2) ◯　労働者を常時就業させる屋内作業場においては、窓その他の開口部の直接外気に向かって開放することができる部分の面積が、常時床面積の20分の1以上になるようにしなければならない。設問の場合、この基準に達している。

(3) ×　精密な作業を行う作業場では、作業面の照度を300ルクス以上としなければならない。

(4) ◯　設問の事業場は、常時女性30人以上の労働者を使用する事業場に該当する。したがって、男性用と女性用に区別して設けなければならない。

(5) ×　6月以内ごとに1回、定期に、点検しなければならない。

(6) ×　便所だけでなく、休憩室も専用のものを備える。

Ⅱ 諸法令

2 事務所衛生基準規則

事務所衛生基準規則

得点力UPアドバイス

☑ **換気**

空気調和設備等を設けている場合と設けていない場合とでは一酸化炭素や二酸化炭素の基準値に大きな開きがあります。

次の表を活用して確認しましょう。

	空気調和設備または機械換気設備	基準値
一酸化炭素	設けている	100万分の10以下
	設けていない	100万分の50以下
二酸化炭素	設けている	100万分の1000以下
	設けていない	100万分の5000以下

☑ **作業環境測定**

他の法令の多くが測定の時期を6月以内ごとに1回と規定していますが、中央管理方式の空気調和設備を設置している事務所で行う作業環境測定の場合は、**原則2月以内**ごとに1回となっています。

1 事務所衛生基準規則（事務所則）と安衛則（第3編）　★☆☆

この規則は、事務室について規定しています。したがって、事務室における衛生基準については、安衛則（第3編）の規定が適用されません。

2 気積 ★☆☆

　事業者は、労働者を常時就業させる屋内作業場の気積を、設備の占める容積および床面から**4mを超える高さにある空間を除き**、労働者1人について、**10m³以上**とする必要があります。

$$最大労働者数 = \frac{事務所の容積^※（縦m×横m×高さm）-設備の容積^※}{10m^3}$$

※事務室や設備の容積を計算するときの高さが4mを超えるときは4mとして計算する。

3 空気調和設備等 ★☆☆

　次の①と②を合わせて空気調和設備等といいます。

①空気調和設備

　空気調和設備とは、空気を浄化し、その温度、湿度および流量を調節して供給することができる設備のことをいいます。

②機械換気設備

　機械換気設備とは、空気を浄化し、その流量を調節して供給することができる設備のことをいいます。

4 空気調和設備等による調整 ★★★

　空気調和設備等を設けている場合、事務室内の空気が、次の基準に適合するように調節しなければなりません。

　また、2月以内ごとに1回、定期に異常の有無を点検し、その結果を記録して3年間保存します。

項目	基準
浮遊粉じん量	0.15mg
一酸化炭素の含有率	100万分の10以下
二酸化炭素の含有率	100万分の1000以下
設備から室に流れる空気	0.5m/秒以下
ホルムアルデヒドの量	0.1mg/m³以下
気温	17℃～28℃（努力義務）
相対湿度	40%～70%（努力義務）

5 作業環境測定 ★★☆

　作業環境測定は、作業環境の実態を把握するために行われます。このため、職場における健康管理の第一歩として欠かすことのできないものになっています。

　中央管理方式の空気調和設備を設置している事務所で行う作業環境測定は、次のとおりです。

項目	回数	記録の保存
一酸化炭素・二酸化炭素の含有率 室温および外気温 相対湿度等	原則として 2月以内ごと※	3年

※測定を行おうとする日の属する年の前年1年間において、事務室の気温が事務室の気温が17℃以上28℃以下および相対湿度が40％以上70％以下である状況が継続し、かつ、今後1年間も、この状況が継続する見込みがある場合、室温および外気温、相対湿度等については、春（3月〜5月）または秋（9月〜11月）、夏（6月〜8月）および冬（12月〜2月）の年3回の測定とすることができる。

確認テスト　事務所衛生基準規則

問題

(1) 事務所衛生基準規則に関する次の文中の空欄A、Bに適切な数値を記入せよ。
　「空気調和設備または機械換気設備を設けている場合には、室に供給される空気中に占める一酸化炭素の含有率は、原則として100万分の［　A　］以下とし、二酸化炭素の含有率は100万分の［　B　］以下としなければならない。」

(2) 空気調和設備を設けた事務室における室内の気流は、毎秒1.0m以下とする。

(3) 空気調和設備を設けている事務室に供給される空気は、当該空気1 m^3 中に含まれるホルムアルデヒドの量を0.1mg以下とする。

(4) 空気調和設備については、6月以内ごとに1回、定期に、異常の有無についての点検をしなければならない。

解答解説

(1) A　10　　B　1000
(2) ×　室の気流は、毎秒0.5m以下とする。設問の場合、毎秒1.0mとなっているので、誤り。
(3) ○
(4) ×　空気調和設備については、原則として2月以内ごとに1回、定期に、異常の有無を点検しなければならない。

Ⅱ 諸法令

3 労働基準法

定義と労働契約

> **得点力UPアドバイス**
>
> ☑ **定義**
>   平均賃金の計算式を押さえましょう。
> ☑ **労働契約**
>   解雇制限と解雇予告からの出題が多くみられます。特徴をしっかり捉えましょう。

定 義

1 定義　　　　　　　　　　　　　　　　　　　　★☆☆

かつての日本では、暴行や脅迫による強制労働、中間搾取（ピンはね）などが行われていました。このような状況を改善するために、労働基準法（労基法）は、労働者の保護や労働条件の最低基準を定めることを主な目的として昭和22年に制定されました。。

労基法で使用される重要な用語の定義は、次のとおりです。

用語	定義
労働者	職業の種類を問わず、事業または事務所に使用される者で、賃金を支払われる者のことをいう したがって、**パートタイマーやアルバイトも労働者**である
使用者	事業主または事業の経営担当者その他その事業の労働者に関する事項について、事業主のために行為をするすべての者のことをいう
	法人であれば、法人そのものが、個人事業であれば、個人事業主そのものが使用者になる
賃金	働いた成果（労働の対償）として使用者が労働者に支払うもののことをいう
	賃金、給料、手当、賞与など、その名称によって、賃金であるかどうかが判断されるわけではない

2 平均賃金 ★★☆

平均賃金は、解雇予告手当や休業手当などで必要とされるものです。原則的な計算式は次のとおりです。

$$平均賃金 = \frac{賃金の総額（算定事由発生日以前3か月間）}{その期間の総日数}$$

平均賃金の算定から除外するもの	総日数と賃金の総額の両方	業務上負傷し、または疾病にかかり療養のために休業した期間 産前産後の女性が休業した期間 使用者の責めに帰すべき事由によって休業した期間 育児休業または介護休業をした期間 試みの使用期間
	賃金の総額のみ	臨時に支払われた賃金 3か月を超える期間ごとに支払われる賃金 通貨以外のもので支払われる賃金で一定の範囲に属さないもの

定義

1 労働契約 ★☆☆

労基法で定める基準に達しない労働条件を定める労働契約は、その部分については無効となります。この場合、無効となった部分は、労基法で定める基準となります。

例えば、「残業代（法定労働時間外労働による割増賃金）は支払わない」と労働契約で規定しても無効となります。この場合であれば、労基法の規定によって、割増賃金を支払うことになります。

この労働契約には、期間の定めのあるものとないものがあります。

期間の定めのないもの	
期間の定めのあるもの （有期労働契約）	下記の期間を超える労働契約の締結を禁止
	原則3年
	一定の事業の完了に必要な期間
	例外として専門的知識等を有する労働者や満60歳以上の労働者の場合は、5年

2 労働条件の明示 ★☆☆

　使用者は、労働契約の締結時に、労働者に対して賃金、労働時間その他の労働条件を明示する必要があります。

　労働条件には、必ず明示しなければならないものと定めがある場合は明示しなければならないものがあります。

明示条件	労働条件
必須	労働契約の期間（期間の定めの有無、定めがある場合はその期間） 就業の場所や業務内容 始業・終業の時刻、所定労働時間を超える労働の有無、休憩時間、休日、休暇、交替制勤務の場合は就業時転換に関する事項 賃金の決定・計算・支払の方法、締切りや支払の時期、昇給に関する事項 退職に関する事項 ※昇給に関する事項以外は必ず書面で通知する必要がある
定めがある場合	臨時に支払われる賃金、賞与、退職手当等の支払条件、計算・支払方法等 食費、制服などの労働者負担に関する事項 職場の安全衛生に関する事項 職業訓練に関する事項 災害補償や業務外の傷病扶助に関する事項 表彰や制裁についての事項 **休職に関する事項**

3 解雇 ★★☆

　解雇は、使用者が労働契約を一方的に解約できる制度です。解雇は、賃金だけで生活をしている労働者にとって金銭的につらいものです。さらに、会社から不要であるとのレッテルを貼られたという印象から、精神的にもつらくなり、社内にも、動揺が広がります。

　そこで、労働者が安心して働けるようにと解雇に一定の条件を加えることにしました。それが、労働契約法の条文です。

> 解雇は、客観的に合理的な理由を欠き、社会通念上相当であると認められない場合は、その権利を濫用したものとして、無効とする

4 解雇制限 ★★★

①原則

客観的合理的な理由があり、社会通念上相当であると認められるという解雇の条件を満たしたとしても、いつでも解雇できるわけではありません。労基法では、次の期間の解雇が制限されています。

A	業務上負傷し、または疾病にかかり療養のために休業する期間および**その後30日間**	解雇不可
B	産前産後の女性が休業する期間および**その後30日間**	

②例外

上記A、Bの例外は、次のとおりです。

	例外	所轄労働基準監督署長の認定
Aの場合	打切補償※を支払う場合	不要
A、B共通	天災事変その他やむを得ない事由のために事業の継続が不可能となった場合	**必要**

※打切補償とは、一定期間経過後に金銭的補償をするとそれ以後の会社の責任については、免れるというもの。

5 解雇予告 ★★☆

3解雇、4解雇制限のさまざまな条件をクリアしても、使用者はまだ解雇ができません。「今日で解雇だから、明日から来なくていい。」ということが通用するようになると、労働者は、安心して働くことができないからです。労基法では、解雇に予告期間を設けたり、予告期間の代わりに予告手当の支払いを課したりして、ダメージの軽減措置を規定しています。

①原則

予告	少なくとも**30日前**に解雇の予告をすること
予告手当	上記の方法によらない場合は、**30日分以上の平均賃金**を支払うこと
予告と手当の組み合せ	30日分以上になるのであれば、上記2つの組み合せも可能 例）16日分以上の平均賃金を支払い、14日前に解雇予告

②例外

次の場合は、例外として解雇予告なしに即時解雇できます。

例外	労働基準監督署長の認定
天災事変その他やむを得ない事由のために事業の継続が不可能となった場合	必要
労働者の責に帰すべき事由に基づいて解雇する場合	必要
試の使用期間中の者（14日以内）など、一定の者の場合	不要

6 その他　　　　　　　　　　　　　　　　★☆☆

　労基法では、労働契約を締結するにあたって、いくつかの禁止事項を定めています。

①労働契約の不履行について違約金を定める契約や損害賠償額を予定する契約の禁止

　……損害賠償そのものを禁止しているわけではない

②前借金などと賃金の相殺の禁止

　……使用者が一方的に行う相殺ではなく労働者自身の意思によって行う相殺は禁止されていない

③強制的に貯蓄金を管理する契約の禁止

　……一定の条件のもとに、社内預金をすることは、禁止されていない

確認テスト 定義と労働契約

問題

(1) 平均賃金は、算定すべき事由の発生した日以前3か月の賃金の総額を、その期間の総日数で除したものである。

(2) 業務上負傷し、療養のため休業していた労働者の場合、出勤し始めてから30日間は解雇できないが、その後も負傷が治ゆするまでは解雇してはならない。

(3) 労働者を解雇しようとするときは、原則として少なくとも30日前にその予告をしなければならないが、15日分の平均賃金を支払えば、予告は15日前に行って差し支えない。

(4) 労働者の責に帰すべき事由により、予告手当を支払わずに労働者を即時解雇しようとする場合は、所轄労働基準監督署長の認定を受けなければならない。

解答解説

(1) ○
(2) ×　後半が誤り。療養期間中およびその後30日間は、解雇ができない。治ゆするまでではない。
(3) ○　15日分の平均賃金を支払えば、解雇予告は15日前に行って差し支えない。
(4) ○

賃金

> **得点力UPアドバイス**
>
> ☑ **割増賃金**
> ①割増賃金の計算から控除される手当
> 　割増賃金の計算から控除される手当については、よく確認すること。特に、**通勤手当、家族手当、住宅手当**は注意しましょう。
> ②割増賃金の組み合せ
> 　割増賃金にはさまざまな組み合せがあります。中でも休日労働で１日８時間を超えた場合の割増率が、休日労働分のみとなることを押さえておきましょう。
> ×………休日労働＋時間外労働
> ○………**休日労働分のみ**

1 賃金の支払い方法　　　　　　　　　　★☆☆

労基法では、賃金の支払い方法について、定められています。それが「賃金払いの５原則」といわれるものです。

５原則	５原則に違反しないもの
通貨で	法令や労働協約による場合 個々の労働者との書面による同意による金融機関への振り込み
直接労働者に	病気などで労働者が直接受け取ることができない場合における使者である配偶者への支払い
その全額を支払う	法令や労使協定による場合
毎月１回以上 一定の期日を定める	臨時に支払われる賃金や賞与など

2 労働協約と労使協定　　　　　　　　　★★☆

①労働協約

　労働協約とは、労働組合と使用者（またはその団体）との間の労働条件その他に関するものについて、書面に作成し、両当事者が署

名し、または記名押印するもののことをいいます。

②労使協定

　労使協定とは、事業場の労働者の**過半数で組織する労働組合**（労働組合がない場合は、**労働者の過半数代表者**）と使用者（またはその団体）との**書面による協定**のことをいいます。労働基準監督署長に提出義務のあるもの（1か月単位変形労働時間制、1年単位変形労働時間制、36協定など）と、提出義務のないもの（賃金の一部控除、フレックスタイム制など）があります。

3 割増賃金　　★☆☆

①割増率と組み合せ

　時間外労働をさせた場合は、たとえ賃金の支払い方法が出来高払制や歩合制であったとしても、通常の賃金に加えて割増賃金を支払わなければなりません。

割増率	時間外労働	2割5分以上
	深夜労働	2割5分以上
	休日労働	3割5分以上
組み合せ	時間外労働＋深夜労働＝5割以上	
	休日労働＋深夜労働＝6割以上	
	休日労働＋時間外労働＝休日労働分のみ	

②控除

　割増賃金は、賃金のすべてが割増賃金の計算の基礎となるわけではありません。次のものを除いた賃金が計算の基礎となる賃金です。

控除される賃金	**家族手当**
	通勤手当
	別居手当
	子女教育手当
	住宅手当
	臨時に支払われた賃金
	1か月を超える期間ごとに支払われる賃金

労働時間

> **得点力UPアドバイス**
>
> ☑ **法定労働時間と所定労働時間**
> 法定労働時間と所定労働時間の違いに注目しましょう。
>
> | 法定労働時間 | 1週40時間、1日8時間 |
> |---|---|
> | 所定労働時間 | 就業規則などで定めた労働時間
例）1週35時間、1日7時間など |

1 労働時間　★★★

労基法では、次の表のとおり、労働時間の上限を定めています。この時間のことを法定労働時間といいます。これに対し、就業規則などで定めた労働時間のことを所定労働時間といいます。

1週間	40時間以内※
1日	8時間以内※

※休憩時間を除く

①変形労働時間制

変形労働時間制とは、労働時間の例外的な規定のことをいいます。週平均40時間以内の範囲で、36協定（→P.58）によらず、割増賃金を支払うことなく、特定の日・週に法定労働時間を超えて労働させることができるものです。

変形労働時間制には次の種類があります。

種類	特徴	
1か月単位	**1か月以内**の一定期間の平均労働時間を**1週40時間以下**の範囲内にすること	
	上限時間	なし
	労使協定または**就業規則**その他これに準ずるもの	
1年単位	**1年以内**の一定期間の平均労働時間を**1週40時間以下**の範囲内にすること	
	上限時間	1日10時間、1週52時間以内（上記時間内で、一定の条件のもとに可能）
	労使協定	
フレックスタイム	**1か月以内**の一定期間（**清算期間**）の総労働時間をあらかじめ定めておき、労働者が自主的にその範囲内で始業および終業の時刻を決定すること	
	上限時間	なし
	就業規則その他これに準ずるものと労使協定	
1週間単位	規模30人未満の小売業、旅館、料理・飲食店で、労使協定により、1週間単位で毎日の労働時間を柔軟に定めること	
	上限時間	1日10時間、1週40時間以内
	労使協定	

②事業場外労働のみなし労働時間制

　事業場外労働のみなし労働時間制とは、労働者が事業場外で労働し、労働時間の算定が困難な場合には、あらかじめ定めていた時間を労働時間とする（みなす）制度のことです。

あらかじめ定めていた時間	みなす時間
所定労働時間内におさまる場合	所定労働時間労働したものとみなす
所定労働時間を超えて労働することが必要となる場合	通常必要とされる時間労働したものとみなす※
	労使協定で定める時間労働したものとみなす※

※法定労働時間を超える定めをしたときは、労使協定を労働基準監督署長へ届け出ること。

確認テスト 賃金と労働時間

問題

(1) 賃金が出来高払制によって定められている場合は、割増賃金を支払う必要がない。

(2) 通勤手当は、割増賃金の基礎となる賃金に算入する。

(3) 労基法に基づく1か月単位の変形労働時間制に関する次の文中の空欄A～Cに適切な語句を記入せよ。

「労働者の過半数で組織する［　A　］（その［　A　］がない場合において労働者の過半数を代表する者）との書面による協定により、または［　B　］その他これに準ずるものにより、1か月以内の一定の期間を平均し1週間当たりの労働時間が40時間（法定労働時間）を超えない定めをしたときは、その定めにより、特定された週において40時間（法定労働時間）を超えて、または特定された日において［　C　］（法定労働時間）を超えて労働させることができる。」

(4) フレックスタイム制における清算期間は、3か月以内の期間に限られている。

(5) 事業場外で労働し、労働時間の算定が困難な業務に従事した場合は、8時間労働したものとみなす。

解答解説

(1) ×　賃金が出来高払制によって定められているとしても、時間外労働させた場合には、割増賃金を支払う必要がある。

(2) ×　通勤手当は、割増賃金の基礎となる賃金に算入しなくてもよい。

(3)　A　労働組合　　B　就業規則　　C　8時間

(4) ×　フレックスタイム制の清算期間は、1か月以内の期間に限られている。

(5) ×　事業場外で労働し、労働時間の算定が困難な業務に従事した場合は、所定労働時間労働したものとみなす。

休憩と休日

> **得点力UPアドバイス**
>
> ☑ **休憩**
> 労働時間と休憩時間との関係に注目しましょう。
> ☑ **適用除外**
> どのような労働者が適用除外者に該当するのかを確認しましょう。

1 休憩　　★★☆

労働時間によって、休憩時間の長さが定められています。また、休憩時間は、労働時間の途中に与えなければなりません。たとえ労働者が同意したとしても、休憩時間分早く仕事を切り上げたりすることは、認められません。

労働時間	休憩時間
6時間を超える場合	少なくとも45分
8時間を超える場合	少なくとも1時間

2 休日　　★☆☆

休日については、次のとおり規定されています。

原則	毎週1回
例外	4週間を通じ4日以上

3 36(サブロク、サンロク)協定　　★★☆

労基法36条による労使協定であることから、36(サブロク、サンロク)協定と呼ばれています。

① 36協定の締結が必要な場合

　a. 法定労働時間を超えて労働させるとき

　b. 法定休日に労働させるとき

② 36協定締結の効果

36協定を締結し労働基準監督署長へ提出すると、法定時間外に労働させたり、法定休日に労働させたりしても、労基法違反を問われることがないという効果があるにすぎません（免罰効果）。

したがって、実際に労働させようとするときは、36協定のほかに就業規則等による時間外労働等に関する規定が必要です。

4 労働時間の通算　★☆☆

労働時間は、本支店間での労働時間を通算するだけでなく、A社とB社とで勤務するというように事業場が異なる場合であっても、労働時間が**通算**されます。

労働時間の通算

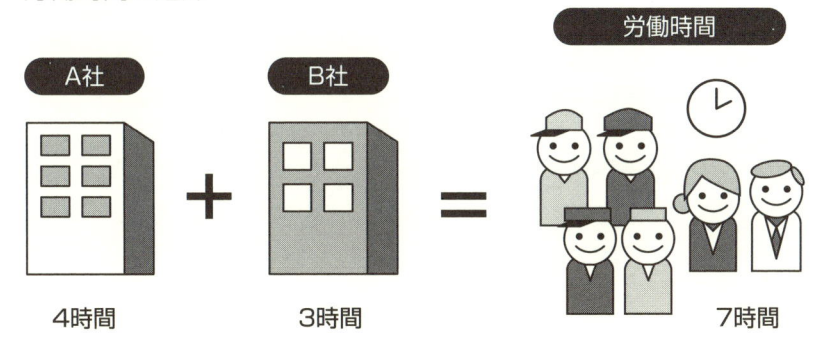

A社 4時間 ＋ B社 3時間 ＝ 労働時間 7時間

5 適用除外　★★☆

次の労働者については、労働時間、休憩および休日に関する規定は、適用されません。

ただし、深夜労働に及ぶ場合や有給休暇に関する規定については、適用があります。

①農業、畜産業、水産業（林業を除く）
②管理監督者または機密の事務を取り扱う者
③監視・断続的労働従事者（労働基準監督署長の許可を受けたもの）

6 年次有給休暇（有休） ★★★

①有休

労働による心身の疲労を回復させるため、賃金をもらいながら会社を休める制度のことをいいます。②の条件を満たした労働者には、一定の日数の有休の権利があります。

有休は、労働者が指定した時季に与えなければなりません。ただし、有休の権利は、**2年間で消滅**します。

②条件

有休を取得するための条件は、次の表のとおりです。

条件	いわゆる新人の場合	6か月間継続勤務（基準日）し、その6か月間の全労働日の**8割（80%）以上出勤**
	2年目以降の場合	基準日以後継続勤務年数1年ごとに、**8割（80%）以上出勤**
	出勤とみなす場合	業務上負傷・疾病のために休業した期間
		法定された育児・介護休業の期間
		法定された産前産後休業の期間

勤務期間（年）	0.5	1.5	2.5	3.5	4.5	5.5	6.5
付与日数	10	11	12	14	16	18	20

③比例付与

パートタイマーやアルバイトであっても一定の条件を満たすことにより、**労働日数に応じた有休が与えられる制度**のことです。

④計画的付与

労使協定によって、有休を与える時季に関する定めをしたときは、有休のうち**5日を超える日数**を計画的に付与することができる制度のことです。

⑤賃金

有休中の賃金は、次のいずれかになります。なお、a、bには就業規則等が、cには労使協定が必要になります。

a. 平均賃金
b. 所定労働時間労働した場合に支払われる通常の賃金
c. 健康保険に定める標準報酬日額に相当する金額

確認テスト 休憩と休日

問題

(1) 労働時間が8時間を超える場合には、労働時間の途中に、少なくとも1時間の休憩時間を与えなければならない。

(2) 労働時間は、事業場を異にする場合は労働時間を通算しない。

(3) 監視または断続的労働に従事する労働者で、行政官庁の許可を受けたものについては、労働時間に関する規定が適用されない。

(4) ある労働者が、入社後1年6か月間継続勤務したが、1年間の全労働日の83％しか勤務しなかったので、年次有給休暇を付与しなかった。

解答解説

(1) ○
(2) ×　労働時間は、事業場が異なる場合であっても、労基法上の労働時間に関する規定が適用されるため、通算される。
(3) ○
(4) ×　入社後1年6か月間継続勤務し、対象日前1年間の全労働日の80％以上勤務すれば、11日の年次有給休暇が付与される。

就業規則と寄宿舎規則

> **得点力UPアドバイス**
>
> ☑ **絶対的必要記載事項と相対的必要記載事項**
> 　絶対的必要記載事項と相対的必要記載事項を整理しておきましょう。特に、**退職**に関する事項と**退職手当**に関する事項は押さえましょう。
>
> ☑ **就業規則と寄宿舎規則**
> 　就業規則と寄宿舎規則は、添付書類や記載事項など類似する点があります。違いをしっかりと確認しましょう。

1 就業規則　　　　　　　　　　　　　　　　　　★★☆

　就業規則とは、職場におけるルールブックです。就業規則は、**常時10人以上の労働者（パートタイマー、アルバイトを含む）**を使用している事業場で作成義務があります。

　作成した就業規則は、労働者の過半数で組織する労働組合（ない場合は、労働者の過半数代表者）の意見を聴取し、**意見書**を添付して**労働基準監督署長に届け出**なければなりません。この意見書の添付は、就業規則を変更する場合も同様です。

　この就業規則は、次の方法によって労働者に周知させる必要があります。

周知方法	常時各作業場の見やすい場所へ掲示し、または備えつけること
	書面を労働者に交付すること
	磁気テープ、磁気ディスクその他これらに準ずる物に記録し、かつ、各作業場に労働者が当該記録の内容を常時確認できる機器を設置すること

①絶対的必要記載事項

　絶対的必要記載事項とは、**就業規則を定める際には、必ず記載し**なければならない項目のことをいいます。

始業および終業の時刻・休憩時間・休日・休暇
賃金（臨時の賃金等を除く）の決定・計算および支払の方法・賃金の締切りおよび支払の時期ならびに昇給に関する事項
退職に関する事項（解雇の事由を含む）

②相対的必要記載事項

相対的必要記載事項とは、社内の制度として**定めてあるならば、必ず記載**しなければならない項目のことをいいます。

退職手当に関する事項
臨時の賃金等（退職手当を除く）および最低賃金額に関する事項
労働者に食費、作業用品その他の負担に関する事項
安全および衛生に関する事項
職業訓練に関する事項
災害補償および業務外の傷病扶助に関する事項
表彰および制裁の種類および程度に関する事項
休職の定め等、当該事業場の労働者のすべてに適用される事項

③就業規則の注意事項

職場におけるルールブックといわれている就業規則ですが、何を定めてもいいというものではありません。

就業規則を定める際には、次の注意事項を守る必要があります。

減給の制裁については、1回の額が平均賃金の1日分の半額を超え、総額が1賃金支払期における賃金の総額の10分の1を超えてはならない
法令や労働協約に反してはならない
就業規則で定める基準に達しない労働条件を定める労働契約は、その部分については無効とする

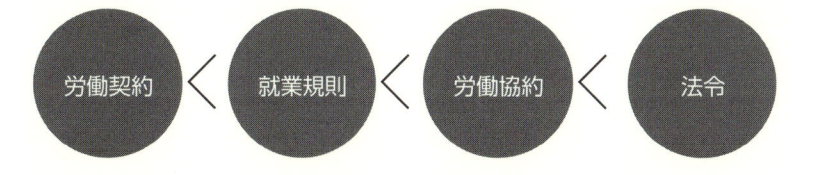

労働契約 ＜ 就業規則 ＜ 労働協約 ＜ 法令

2 寄宿舎規則　　　　　　　　　　　　　　★☆☆

　事業の附属寄宿舎に労働者を寄宿させる使用者は、寄宿舎規則を作成する義務があります。作成した寄宿舎規則は、寄宿舎に寄宿する労働者の過半数代表者の同意を得た**同意書**を添付して所轄の**労働基準監督署長**に届け出なければなりません。寄宿舎を変更する場合も同様の手続きが必要になります。

　この寄宿舎規則は、寄宿舎の見やすい場所に掲示することや備えつけるなどの方法によって、寄宿舎に寄宿する労働者に周知させる必要があります。

①必要的記載事項

　必要的記載事項とは、寄宿舎規則を定める際に必ず記載しなければならない項目のことをいいます。

起床、就寝、外出および外泊に関する事項
行事に関する事項
食事に関する事項
安全および衛生に関する事項
建設物および設備の管理に関する事項

②寄宿舎規則の注意事項

事業の附属寄宿舎に寄宿する労働者の私生活の自由を侵してはならない
寮長、室長その他寄宿舎生活の自治に必要な役員の選任に干渉してはならない

確認テスト 就業規則と寄宿舎規則

問題

(1) 就業規則の作成または変更のときには、労働者の過半数を代表する者の意見を聴かなければならないが、同意は必要とされていない。

(2) 就業規則の作成の際には、退職に関する事項(解雇の事由を含む)を必ず定めておかなければならない。

(3) 就業規則の労働者への周知は、書面を交付しなければならず、各作業場の見やすい場所へ掲示することのみによって行ってはならない。

(4) 寄宿舎規則の作成の際には、安全および衛生に関する事項を必ず定めておかなければならない。

解答解説

(1) ○
(2) ○ 退職に関する事項(解雇の事由を含む)は就業規則の絶対的必要記載事項である。
(3) × 就業規則の周知については、常時各作業場の見やすい場所への掲示、備え付け、書面を交付すること等の方法によって、労働者に周知させなければならない。
(4) ○ 安全および衛生に関する事項は、寄宿舎規則の必要的記載である。

2章

労働衛生（非有害業務）

I
作業環境要素

II
職業性疾病

III
健康管理

IV
その他

Ⅰ 作業環境要素

1 一般作業環境

温熱環境と空気環境および換気

得点力UPアドバイス

☑ **温熱指数**

感覚温度に関する出題が多くみられます。**感覚温度＝実効温度**ということをしっかり覚えましょう。

☑ **測定器具**

ここでは、ふく射熱（放射熱）の測定という観点から次の2つの測定器具に注目しましょう。

①アスマン通風乾湿計

乾球温度計と湿球温度計が内蔵され、ふく射熱（放射熱）の影響を受けないように設計されています。

②黒球温度計

ふく射熱（放射熱）が測定できるように設計されています。

☑ **必要換気量**

空気環境を良好に保つために換気を行いますが、換気回数が多過ぎると今度は寒さを感じてしまいます。

そこで、作業場に最低限必要とされる換気回数（必要換気回数）を求める必要が出てきます。必要換気回数は、必要換気量と作業場の容積から求められます。

必要換気量の計算式とそれに関係する数値に関する出題が多くみられます。

温熱環境

1 温熱環境 ★☆☆

温熱環境とは、体温に影響を及ぼす環境のことをいいます。温熱環境は、温熱要素に左右されます。

温熱要素とは、気温、湿度、気流（風）、ふく射熱（放射熱）のことをいいます。

温熱要素	定義と特徴
気温	大気の温度
湿度	気温が同じ場合、湿度によって、温度感覚は変化
気流（風）	温度、湿度ともに同じであっても、気流の強弱によって、温度感覚が変化
ふく射熱（放射熱）	温度計（乾球温度計）の示す温度よりも暑く感じる

2 温熱指数 ★★☆

温熱指数とは、温熱要素によって作られる数値のことです。

温熱指数	定義と特徴
至適温度	**暑からず、寒からず**という温度感覚による温度 気温が同じ場合、湿度によって、温度感覚は変化する 作業の種類によって感覚が違うため、数値化には、不向きである デスクワークの至適温度は、筋肉作業の至適温度より高い
実効温度	別名、**感覚温度** 気温、湿度、気流を測定し、総合的に表したもの アスマン通風乾湿計や熱線風速計を用いる
修正実効温度	実効温度（感覚温度）では考慮されなかった**ふく射熱（放射熱）を測定**し、表したもの 乾球温度の代わりに黒球温度を用いる
WBGT（湿球黒球温度指数）	高温環境の評価に用いられる 気温に湿度、ふく射熱（放射熱）を加味した暑さの総合指標 ふく射熱（放射熱）の測定には、黒球温度計を用いる
不快指数	気温と湿度により表したもので、アメリカで考案 **乾球温度と湿球温度から求めることができる** アメリカ人より日本人の方が、不快指数が高めであるとされる

3 測定器具 ★☆☆

作業場の温熱環境を把握するためには、用途にあわせた測定器具を使用する必要があります。

器具	測定対象
水銀温度計	気温の測定
アルコール温度計	
アスマン通風乾湿計	相対湿度の測定
熱線風速計	気流の測定
黒球温度計	ふく射熱（放射熱）の測定

測定器具

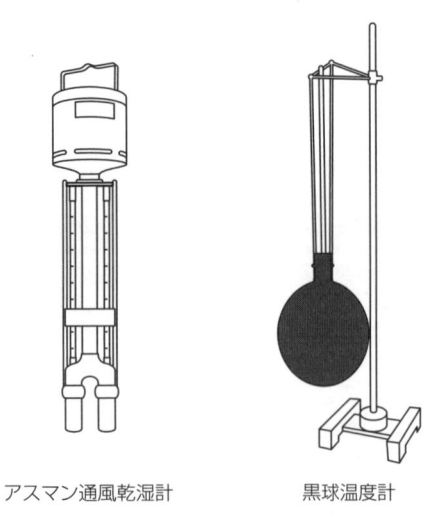

アスマン通風乾湿計　　　黒球温度計

空気環境および換気

1 外気と呼気 ★★☆

新鮮な外気中の酸素濃度は約21％、二酸化炭素濃度は0.03〜0.04％です。これに対し、人間の呼気の成分は、酸素は**約16％**、二酸化炭素は**約4％**です。

	成分
空気	窒素約78％、酸素約21％、二酸化炭素0.03〜0.04％、アルゴン、水素、ネオン、ヘリウム等
呼気	酸素約16％、二酸化炭素約4％

2 必要換気量 ★★★

衛生上入れ替える必要のある空気の量を必要換気量といいます。必要換気量の測定の基準には、**二酸化炭素（CO_2）** を用います。

その理由は次のとおりです。

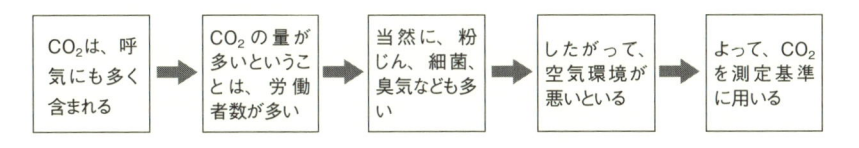

CO_2は、呼気にも多く含まれる → CO_2の量が多いということは、労働者数が多い → 当然に、粉じん、細菌、臭気なども多い → したがって、空気環境が悪いといえる → よって、CO_2を測定基準に用いる

しかし、空気を清浄するためとはいえ、換気回数は多ければ多いほどよいというわけではありません。**換気回数が多過ぎる**と今度は気流が発生し、**寒さを感じてしまう**こともあるので、バランスが大切になります。

必要換気量は、次の式で求めます。

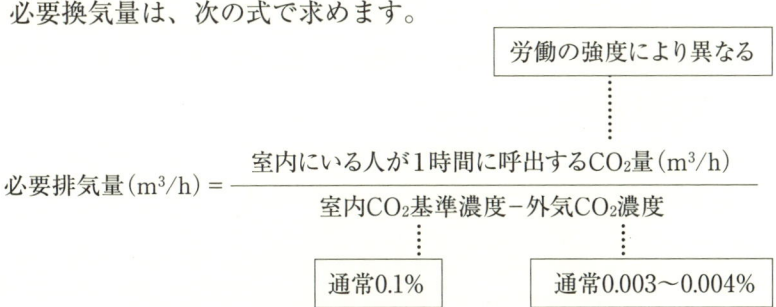

$$必要排気量(m^3/h) = \frac{室内にいる人が1時間に呼出するCO_2量(m^3/h)}{室内CO_2基準濃度 - 外気CO_2濃度}$$

- 室内にいる人が1時間に呼出するCO_2量：労働の強度により異なる
- 室内CO_2基準濃度：通常0.1％
- 外気CO_2濃度：通常0.003〜0.004％

確認テスト 温熱環境と空気環境および換気

問題

(1) 至適温度は、温度感覚を表す指標として用いられ、感覚温度ともいわれている。

(2) デスクワークにおける至適温度は、筋肉作業における至適温度より高い。

(3) 実効温度は、気温、湿度、気流、ふく射熱（放射熱）の効果を総合して1つの温度指標で表したものである。

(4) 不快指数は、乾球温度と湿球温度から求めることができる。

(5) 気温の測定には、黒球温度計を用いる。

(6) 人間の呼気の成分は、酸素が約16％であり、二酸化炭素が約4％である。

(7) 換気回数が多ければ多いほど、室内の環境状態は良好である。

(8) 外気によって換気を行う場合、必要換気量は、室内にいる人が1時間に呼出する二酸化炭素量を、室内の二酸化炭素基準濃度で除して算出する。

(9) 必要換気量は、そこで働く人の労働の強度によって異なる。

解答解説

(1) ×　至適温度は、暑からず、寒からずといった温度感覚のことである。感覚温度ともいわれているのは、実効温度のことである。

(2) ○

(3) ×　実効温度は、気温、湿度、気流の効果を総合して１つの温度指標で表したものである。ふく射熱（放射熱）は、考慮されない。

(4) ○

(5) ×　気温の測定には、水銀温度計やアルコール温度計を用いる。

(6) ○

(7) ×　換気回数が増すと、気流も増すことがあり、ときに寒さを感じることもある。必ずしも良好であるとはいえない。

(8) ×　必要換気量は、通常、室内にいる人が１時間に呼出する二酸化炭素量を、室内の二酸化炭素基準濃度から外気の二酸化炭素基準濃度を減じたもので除して算出する。

(9) ○

視環境

> **得点力UPアドバイス**
>
> ☑ **照明**
>
> 　照明方法の種類について出題されることがあります。全般照明と間接照明の特徴を押さえましょう。その他にも、「30°以上」、「10分の1以上」などの数字に注意が必要です。特に、「以上」なのか「以下」なのかも含めて、しっかりと覚えましょう。

1 視環境　　　★☆☆

　作業場内が、まぶし過ぎたり、暗過ぎたりすると、眼に悪影響を及ぼすだけでなく、けがや不良品の発生など作業効率も低下します。

2 照明　　　★★★

　視環境を良好に保つためには、窓からの採光だけでなく、それぞれの作業に適した照明を配置することが重要です。

種類	特徴
全般照明	作業場を全体的に明るくする
間接照明	壁面などに反射させて明るくする
局部照明	手元など部分的に明るくする
重要事項	前方から明かりをとるときは、眼と光源を結ぶ線と視線とが作る角度が、**少なくとも30°以上**になるようにする
	局部照明だけに頼ると作業場全体の照度が不均一になり過ぎ、眼の疲労を起こすことがあるので、全般照明を併用する
	全般照明と局部照明を併用する場合の全般照明の照度は、**局部照明の照度の10分の1以上**であることが望ましいとされている
	部屋の彩色として、**眼より上方の壁や天井**は、照明効果を良くするため**明るい色**にし、**眼の高さ以下の壁面**は、まぶしさを防ぎ安定感を出すために**濁色**にするとよいとされている

確認テスト 視環境

問題

(1) 全般照明とは、天井や壁に反射させた光線が作業面にくるようにした照明方法をいう。

(2) 全般照明と局部照明を併用する場合における、全般照明による照度は、局部照明による照度の10分の1以下になるようにする。

(3) 前方から明かりをとるときは、眼と光源を結ぶ線と視線とが作る角度が、15°〜30°程度になるようにする。

解答解説

(1) ×　天井や壁に反射させた光線が、作業面にくるようにした照明方法を間接照明という。全般照明ではない。

(2) ×　全般照明の照度は、局部照明の照度の10分の1以上であることが望ましい。10分の1以下ではない。

(3) ×　前方から明かりをとるときは、眼と光源を結ぶ線と視線とが作る角度が、少なくとも30°以上になるようにする。

食中毒

> **得点力UPアドバイス**
>
> ☑ **食中毒**
>
> 食中毒は、よく出題されるテーマです。感染型食中毒と毒素型食中毒の細菌の名称や特徴をつかみましょう。

🔳 食中毒　　　　　　　　　　　　　　　　★★☆

細菌性食中毒には、**感染型食中毒**と**毒素型食中毒**があります。

①感染型食中毒

感染型食中毒とは、付着した**細菌そのものの感染**による中毒のことをいいます。代表的なものは、次のとおりです。

名称	特徴
腸炎ビブリオ	**病原性好塩菌**ともいわれ、魚介類の汚染が原因
サルモネラ菌	糞尿(便)により汚染された食肉等が原因となることが多い

②毒素型食中毒

毒素型食中毒とは、細菌が**増殖する際に産生する毒素**による中毒のことをいいます。代表的なものは、次のとおりです。

名称	特徴
ブドウ球菌	**熱に強く**、おにぎり、スイーツが原因とされることが多い エンテロトキシンという毒素を産生
ボツリヌス菌	嫌気性菌で、ソーセージ、缶づめ等が原因 **主に神経症状を呈する神経毒で、致死率が高い** ボツリヌストキシンという毒素を産生

確認テスト 食中毒

問題

(1) 毒素型食中毒は、食物に細菌が付着して増殖する際に発生する毒素によって起こる中毒で、代表的なものとしてブドウ球菌によるものがある。

(2) サルモネラ菌は、病原性好塩菌ともいわれ、海産の魚介類汚染が原因となって食中毒を起こす。

(3) ボツリヌス菌による毒素は、神経毒である。

解答解説

(1) ○　ブドウ球菌のほかにボツリヌス菌によるものがある。
(2) ×　設問は、腸炎ビブリオについての説明である。サルモネラ菌は、糞尿により汚染された食肉等が原因となることが多い。
(3) ○　ボツリヌス菌による毒素は、神経毒で致死率が高い。

Ⅱ 職業性疾病

1 一般作業場による疾病

VDT作業によるもの

> **得点力UPアドバイス**
>
> ☑ **VDT作業によるもの**
>
> 数字に関する出題が多い傾向があります。
>
> 特に、「ディスプレイ画面上の照度」、「ディスプレイ画面との視距離」、「一連続作業時間の時間数」の3点は要注意です。

1 職業性疾病　　　　　　　　　　　　　　　★☆☆

職業性疾病とは、職業に関係する疾病のことで、石綿、鉛、高温環境などのように発症の原因が特定されていて、その原因となる作業を行うことによって疾病にかかることをいいます。

事務所のような比較的危険度の低い一般作業場においても、問題になっているのが、VDT作業による職業性疾病です。

2 VDT作業　　　　　　　　　　　　　　　★★☆

VDTとは、Visual Display Terminalsの略称のことをいい、パソコンはその代表例です。

VDT作業とは、データ入力、画像等の作成や編集、プログラミング等で、ディスプレイやキーボードなどを使用する作業のことをいいます。VDT作業者の多くが、身体的疲労や精神的疲労を訴えています。

このため、VDT作業者の心身の負担を軽減し、支障なく作業を行うことができるように、厚生労働省でガイドラインを作成しました。

ガイドラインの主な内容は、次のとおりです。

ディスプレイを用いる場合のディスプレイ画面上における照度は、**500ルクス以下**とすること	
書類上およびキーボード上における照度は**300ルクス以上**とすること	
ディスプレイ画面の明るさ、書類およびキーボード面における明るさと周辺の明るさの差は、なるべく小さくすること	
おおむね**40cm以上**の視距離が確保できるようにし、この距離で見やすいように必要に応じて適切な眼鏡による矯正を行うこと	
ディスプレイは、その画面の上端が眼の高さと**ほぼ同じか、やや下**になる高さにすることが望ましい。	
ディスプレイに表示する文字の大きさは、小さ過ぎないように配慮し、文字高さがおおむね**3mm以上**とするのが望ましい	
単純入力型や拘束型の一連続作業時間が**1時間**を超えないようにし、次の連続作業までの間に**10〜15分**の作業休止時間を設けること	
単純入力型	すでに作成されている資料、伝票、原稿等を機械的に入力していく作業のこと
拘束型	コールセンター等における受注、予約、照会等の業務のように、一定時間、作業場所に在席するよう拘束され、自由に席を立つことが難しい作業のこと

3 その他の注意事項　　★★☆

その他の注意事項	VDT作業では、視覚以外に、姿勢、騒音、作業時間その他種々の疲労誘発要因があるので、これらに対する対策が必要
	照明器具等の高輝度の光源がディスプレイ画面に映りこまないようにする
	VDT作業の健康診断は、定期の一般健康診断を実施する際に、**あわせて実施してもよい**
	VDT作業による健康障害は、一般に他覚的所見より**自覚症状の方が先行**して発症するといわれている

確認テスト　VDT作業によるもの

問題

(1) ディスプレイ画面上における照度は、500ルクス以下にする。

(2) ディスプレイについては、30cm程度の視距離が保てるようにし、画面の上端は、眼の高さとほぼ同じか、やや上になるようにする。

(3) 一連続作業時間が1時間30分を超えないようにし、次の連続作業までの間に10〜15分の作業休止時間を設ける。

(4) VDT作業による健康障害は、初期にはほとんど自覚症状がないので、眼の検査や筋骨格系の他覚的検査により異常を早期に発見することが必要である。

(5) VDT作業健康診断は、定期の一般健康診断を実施する際に、あわせて実施しても差し支えない。

解答解説

(1) ○

(2) ×　ディスプレイについては、おおむね40cm以上の視距離が確保できるようにし、画面の上端が、眼と同じ高さか、やや下になるようにする。

(3) ×　一連続作業時間が1時間を超えないようにし、次の連続作業までの間に10～15分の作業休止時間を設ける。1時間30分ではない。

(4) ×　VDT作業による健康障害は、他覚的所見より自覚症状の方が先行して発症する。

(5) ○

III 健康管理

1 健康の保持増進対策

THPと健康測定

得点力UPアドバイス

☑ **項目**

健康測定の項目からの出題パターンとしては、次の2つが目立ちます。

①**運動機能検査**

運動機能検査項目の筋持久力と柔軟性に注目しましょう。

筋持久力には**上体起こし**を用い、柔軟性には**長座位体前屈**を用います。上体起こしとは、いわゆる腹筋運動のことです。上体反らしと混同しないようにしよう。

②**独自項目**

検査項目には、健康測定と健康診断共通の項目もありますが、それぞれの目的が異なるため、独自の項目もあります。この独自項目に関する出題が多くみられます。

運動機能検査

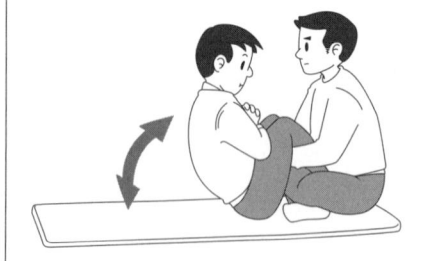

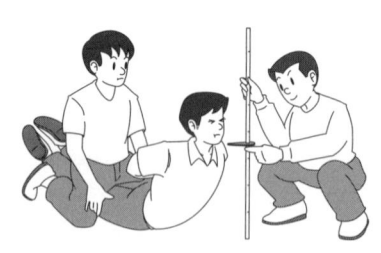

上体起こし　　　　　上体反らし

> THPと健康測定

■1 THP（トータル・ヘルスプロモーション・プラン）　★☆☆

　THP（トータル・ヘルスプロモーション・プラン）とは、労働安全衛生法に基づき、すべての労働者を対象に、心とからだの両面からトータルな健康づくりを目指した活動の総称のことをいいます。

　継続的、計画的に実施するために、健康保持増進計画を作成し、健康測定を行います。

　その後、健康測定の結果に基づき運動指導、保健指導、栄養指導、メンタルヘルスケアを行います。

■2 健康測定　★★★

　健康測定は、それぞれの労働者の健康状態を総合的に把握し、その結果に基づいた運動指導、メンタルヘルスケア、栄養指導、保健指導等の健康指導を行うために実施されます。

　疾病の早期発見に重点をおいた従来の健康診断とは、その目的が異なります。

　健康測定の項目は、問診、生活状況調査、診察、医学的検査があり、必要に応じて運動機能検査を実施します。

　なお、健康測定は原則として産業医が中心となって行い、その結果に基づき各労働者の健康状態に応じた指導票を作成します。

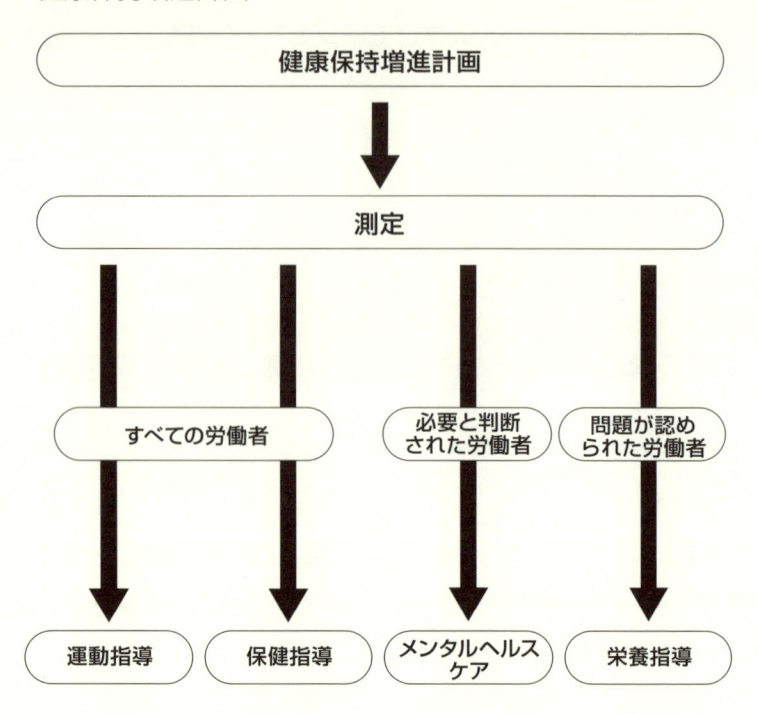

健康保持増進計画

```
┌─────────────────────────┐
│     健康保持増進計画      │
└─────────────────────────┘
             ↓
┌─────────────────────────┐
│          測定            │
└─────────────────────────┘
    ↓        ↓        ↓              ↓
┌─────────────────┐  ┌─────────┐  ┌─────────┐
│  すべての労働者   │  │必要と判断│  │問題が認め│
│                 │  │された労働者│ │られた労働者│
└─────────────────┘  └─────────┘  └─────────┘
    ↓        ↓        ↓              ↓
┌──────┐ ┌──────┐ ┌──────────┐ ┌──────┐
│運動指導│ │保健指導│ │メンタルヘルス│ │栄養指導│
│      │ │      │ │   ケア    │ │      │
└──────┘ └──────┘ └──────────┘ └──────┘
```

	健康測定の項目	健康診断の項目
問診	既往歴、業務歴、**家族歴** 自覚症状、その他	既往歴、業務歴 自覚症状
診察	聴診、視診、打診、触診	他覚症状の有無の検査
生活状況調査	仕事の内容、通勤方法、生活リズム、趣味 し好、運動習慣 運動歴、食生活、メンタルヘルス、口腔保健	
医学的検査	身長、体重、**皮下脂肪厚**	身長、体重、腹囲、視力、聴力
	検尿(糖、たん白)	検尿(糖、たん白)
	貧血(赤血球数、血色素量)	貧血(赤血球数、血色素量)
	肝機能(GOT、GPT、γ-GTP)	肝機能(GOT、GPT、γ-GTP)
	血中脂質(LDLコレステロール、HDLコレステロール、血清トリグリセライド)	血中脂質(LDLコレステロール、HDLコレステロール、血清トリグリセライド)
	その他の血液生化学(空腹時血糖またはヘモグロビンA1c、**尿酸、BUNまたはクレアチニン**)	血糖(空腹時血糖またはヘモグロビンA1c)
	血圧、**心拍数**	血圧
	心電図(安静時、**運動負荷時**)	心電図(安静時)
	肺機能(%肺活量、1秒率)	
	胸部エックス線	胸部エックス線
		喀痰
運動機能検査	筋力	握力
	筋持久力	**上体起こし**
	柔軟性	**長座位体前屈**
	敏しょう性	全身反応時間
	平衡性	閉眼片足立ち
	全身持久力	自転車エルゴメーター

健康測定実施後の措置

1 健康測定実施後の措置　★☆☆

　厚生労働省資料の定期健康診断の有所見率（何らかの異常が認められた人の割合）は、40%を大きく上回るまで増加しています。肥満、高血圧症、高脂血症、耐糖能異常（糖尿病）は、「死の四重奏」ともいわれています。これらの原因としては、働く人の高齢化、運動不足、食生活の偏り、ストレスの増大などが考えられます。

　そこで、健康測定の結果に基づき作成されたその指導票を用いて運動指導、保健指導等が行われます。

　第1段階として、産業医が中心となって労働者自身の健康認識に応じた健康づくりに関する全般的な指導を行い、さらに必要があれば、第2段階として、運動指導、保健指導等の必要な健康指導を実施することも可能です。

2 運動指導　★☆☆

　運動指導とは、健康測定の結果および産業医の指導票に基づいて、運動指導担当者が、労働者個人個人について、実行可能な運動プログラムを作成し、運動実践を行うに当たっての指導を行うことをいいます。

3 メンタルヘルスケア　★★☆

　メンタルヘルスケアとは、事業場において事業者が講ずるように努めるべき労働者の心の健康の保持増進のための措置のことをいいます。

　メンタルヘルスケアは、統合失調症等の精神障害の治療を主な目的とするのではなく、労働者の心の健康を主眼とし、労働者の精神的不安、自信喪失、イライラ等の軽減や解消を目的に教育研修や情報提供の実施および相談体制の整備等を図ることを目的としています。

　したがって、その内容は、ストレスに対する気づきへの援助、リ

ラクゼーションの指導等が中心となります。

　健康測定の結果、メンタルヘルスケアが**必要と判断された場合**や**問診の際に労働者自身が希望する場合**には、心理相談担当者が産業医の指示のもとにメンタルヘルスケアを行います。

　心の健康づくり対策としては次の4つがあります。

セルフケア	労働者自身がストレスや心の健康について理解し自らのストレスの予防や対処を行うこと
ラインによるケア	管理監督者が、職場環境等の改善や労働者からの相談への対応を行うこと
事業場内産業保健スタッフによるケア	産業医、衛生管理者が、心の健康づくり対策の提言や労働者および管理監督者に対する支援を行うこと
事業場外資源によるケア	メンタルヘルスケアに関する知識を有する事業場外の機関および専門家を活用し支援を受けること

4 栄養指導　　　　　　　　　　　　　　★☆☆

　栄養指導とは、健康測定の結果、食生活上の問題があった労働者に対して、産業栄養指導担当者が、健康測定の結果および産業医の指導票に基づいて、栄養の摂取量だけでなく、労働者個人個人の食習慣や食行動の評価とその改善に向けて指導を行うことをいいます。

5 保健指導　　　　　　　　　　　　　　★☆☆

　保健指導とは、勤務形態や生活習慣からくる健康上の問題を解決するために、産業保健指導担当者が、健康測定の結果および産業医の指導票に基づいて、睡眠、喫煙、飲酒、口腔保健等の健康的な生活への指導および教育を、職場生活を通して行うことをいいます。

確認テスト THPと健康測定

問題

(1) 健康測定における医学的検査は、労働者の健康障害や疾病を早期に発見することを主な目的として行う。

(2) 運動指導は、健康測定の結果に基づき、個々の労働者の健康状態にあわせて行う。

(3) 健康測定の結果に基づき、必要と判断された場合は労働者に対しメンタルヘルスケアを実施する。

(4) 健康測定における運動機能検査では、筋力、柔軟性、平衡性、敏しょう性、全身持久性などの検査を行う。

(5) 健康保持増進のための健康測定の項目と、法令による定期健康診断の項目とは共通しているものが多いが、心拍数の測定は、健康測定においてのみ行われる。

(6) 健康測定における運動機能検査項目と測定法の次の組み合せのうち、正しいものは○、誤っているものは×として答えよ。
① 筋力 …………握力
② 敏しょう性 ……全身反応時間
③ 柔軟性 …………上体起こし
④ 全身持久性……自転車エルゴメーターによる最大酸素摂取量間接測定法
⑤ 平衡性 …………閉眼片足立ち

解答解説

(1) ×　健康測定のうち医学的検査は、個々の労働者の健康状態を身体面から調べることを主な目的として行う。
(2) ○
(3) ○
(4) ○
(5) ○　心拍数の測定は、健康測定のみの項目である。
(6) ① ○　筋力の測定法には、握力、上体起こし（筋持久力）がある。
　　② ○　敏しょう性の測定法には、全身反応時間がある。
　　③ ×　柔軟性の測定法には、長座位体前屈がある。
　　④ ○　全身持久性の測定法には、自転車エルゴメーターによる最大酸素摂取量間接測定法がある。
　　⑤ ○　平衡性の測定法には、閉眼片足立ちがある。

IV その他

1 統計

労働衛生管理統計

得点力UPアドバイス

☑ **病休度数率と病休強度率**
病休度数率と病休強度率の計算式は、よく出題されます。しっかり覚えて、得点に結びつけましょう。

① 労働衛生管理統計　　　　　　　　　　　　　　★☆☆

労働衛生管理統計は、記録や指標を客観的、統一的、継続的に分析、評価することによって、当該事業場における衛生管理上の問題点を明確にするという特徴があります。

② 疾病休業統計　　　　　　　　　　　　　　　　★★★

作業環境と疾病との関係や動向を把握することなどに用いられる疾病休業統計は、労働衛生管理統計の中でも重要なものです。疾病休業統計には、病休度数率や病休強度率などがあります。

病休度数率	延実労働時間数100万時間当たりの疾病休業件数をいう $\dfrac{疾病休業件数}{在籍労働者の延実労働時間数} \times 1000000$
病休強度率	延実労働時間数1000時間当たりの疾病休業延日数をいう $\dfrac{疾病休業延日数}{在籍労働者の延実労働時間数} \times 1000$

確認テスト 労働衛生管理統計

問題

(1) 次の①、②の空欄Aには適切な語句を、空欄Bには適切な数値をそれぞれ記入せよ。

①

$$病休度数率 = \frac{[\ A\ ]}{在籍労働者の延実労働時間数} \times [\ B\ ]$$

②

$$病休強度率 = \frac{[\ A\ ]}{在籍労働者の延実労働時間数} \times [\ B\ ]$$

(2) 下文中の空欄Aに入る数値を記入せよ。

「月末の在籍労働者数が400人の事業場で、その月の延所定労働日数が8000日、同じく延実労働時間数が49500時間、同期間中の疾病休業件数が30件、疾病休業延日数が120日である場合、病休強度率は約[A]である。」

解答解説

(1) ① A 疾病休業件数　　B 1000000
　　② A 疾病休業延日数　B 1000
(2) A 2.42

$$病休強度率 = \frac{疾病休業延日数}{在籍労働者の延実労働時間数} \times 1000$$

$$= \frac{120}{49500} \times 1000 = 0.00242424 \times 1000$$

$$= 2.42424 \fallingdotseq 2.42$$

IV その他
2 労働衛生教育と喫煙対策

労働衛生教育と喫煙対策

得点力UPアドバイス

☑ **労働衛生教育**
　OJT（職場内訓練）の特徴に関する出題が多くみられます。

☑ **喫煙対策**
　近年注目されているテーマです。本文中の表で定義や喫煙対策について学習しましょう。特に、喫煙室や喫煙コーナーの定義や喫煙対策機器については、要注意です。

労働衛生教育

1 労働衛生教育　　　　　　　　　　　　　　★☆☆

　労働衛生教育の実施方法は、会議方式、講議方式、集団教育方式、個別教育方式などがあり、教育目的に応じて組み合わせて行います。

　一般に、講義方式よりも会議方式の方が、集団教育方式よりも個別教育方式の方が、優れているといわれています。

　個別教育方式の代表的なものに、**OJT**（On the Job Training）呼ばれる**職場内訓練（教育）**があります。OJT の特徴は次のとおりです。

個人の能力に応じた指導ができる
日常的に機会をとらえて指導ができる
個人の仕事に応じた指導ができる
教育効果を把握しやすい
成績の向上に直結する

一方、**教育内容の原理・原則を体系的に指導**するためには、集団教育方式の **Off-JT**(Off The Job Training)と呼ばれる職場外訓練(教育)が適しています。

(喫煙対策)

1 喫煙対策　　　　　　　　　　　　　　　★☆☆

　快適な職場環境の形成をするうえで、受動喫煙の防止を目的とした喫煙対策は重要な項目の一つです。厚生労働省では、「職場における喫煙対策のためのガイドライン」を策定しています。

　喫煙対策には、全面禁煙と**空間分煙**があります。空間分煙とは、**喫煙室、喫煙コーナー（喫煙室等）**のような喫煙可能場所以外の場所では禁煙とするものをいいます。このガイドラインは、空間分煙を中心に対策を講ずる場合を想定して作成されています。主な内容は、次のとおりです。

喫煙室	出入口以外には非喫煙場所に対する開口面がほとんどない独立した喫煙のための部屋のこと **密閉構造でなくてもよい**
喫煙コーナー	天井から吊り下げた板等による壁、ついたて等によって区画された喫煙可能な区域のこと

労働衛生管理の一環として組織的に取り組む必要がある
管理者や労働者に対して、喫煙に関する教育などを行い、喫煙対策に対する意識の高揚をはかる
外来者に対しても理解と協力を求める
局所排気装置、換気扇等の喫煙対策機器を設置する
やむを得ない措置として、**空気清浄装置**を設置する
定期的に職場の空気環境の測定を行い、浮遊粉じん濃度および一酸化炭素濃度を一定の濃度以下とするように必要な措置を講じる
喫煙室または喫煙コーナーへ向かう**一定の風速以上の気流**を確保する措置を講じる

確認テスト 労働衛生教育と喫煙対策

問題

(1) 個人の能力に応じた指導ができることは、OJT（職場内教育）の長所の一つである。

(2) 日常的に機会をとらえて指導ができることは、OJT（職場内教育）の長所の一つである。

(3) 教育内容の原理・原則を体系的に指導できることは、OJT（職場内教育）の長所の一つである。

(4) 喫煙室は、壁やガラス等で区画した独立の部屋とし、入口ドアのすき間、吸気口などの空気が流入する箇所がないよう密閉構造にする。

(5) 喫煙対策では、労働衛生管理の一環として組織的に取り組む必要がある。

(6) 喫煙室等には、喫煙対策機器として、たばこの煙を除去して屋内に排気する方式の空気清浄装置を設置し、これが困難である場合には、局所排気装置や換気扇を設置する。

(7) 適切な喫煙対策としては、事業場全体を禁煙とする全面禁煙と、喫煙室等でのみ喫煙を認めそれ以外の場所を禁煙とする空間分煙がある。

(8) 喫煙室等からのたばこの煙やにおいの漏れを防止するため、非喫煙場所との境界において、喫煙室または喫煙コーナーへ向かう一定の風速以上の気流を確保する措置を講じる。

解答解説

(1) ○　個人の能力に応じた指導ができる。
(2) ○　日常的に機会をとらえて指導ができる。
(3) ×　教育内容の原理・原則を体系的に指導できるのは、Off-JT（職場外教育）である。
(4) ×　喫煙室とは、出入口以外には非喫煙場所に対する開口面がほとんどない独立した喫煙のための部屋のことである。密閉構造は条件とされていない。
(5) ○
(6) ×　喫煙室または喫煙コーナー（喫煙室等）には、局所排気装置や換気扇等の喫煙対策機器を設置する。これが困難であるような場合は、やむを得ない措置として、たばこの煙を除去して屋内に排気する方式である空気清浄装置を設置し、喫煙室等の換気に特段の配慮を行う。
(7) ○
(8) ○

Ⅳ その他

3 救急処置

一次救命処置

> **得点力UPアドバイス**
>
> ☑ **心肺蘇生（CPR）**
> 応急処置の方法は、ここ数年で大きく変わりました。心肺蘇生もその一つです。この中で、最も注目すべき点が、胸骨圧迫（心マッサージ）と人工呼吸の比率です。30対2という比率をしっかり覚えましょう。

■ 一次救命処置　　　　　　　　　　　　　　　　★☆☆

一次救命処置とは、心肺蘇生（CPR）、AED、気道異物除去の3つの方法のことをいいます。

①心肺蘇生（CPR：Cardiopulmonary Resuscitation）

心肺蘇生（CPR）とは、胸骨圧迫（心マッサージ、心臓マッサージ）や、息を吹き込むこと（人工呼吸）によって、止まってしまった心臓や呼吸の動きを助ける方法です。心肺蘇生は、救急隊に引き継ぐか、何らかの応答や目的のあるしぐさ（嫌がるなどの動き）が出たり、普段どおりの息が出たりするまで続けます。

次に説明するAEDを使用する場合であってもAEDの操作など、**やむを得ない場合を除き心肺蘇生を続ける必要があります。**

②AED（自動体外式除細動器：Automated External Defibrillator）

AEDは、従来、病院など限られた場所で、限られた人しか行えなかったものを偶然居合わせた市民にも使用できるようにと開発されました。

使用については、あらかじめ、講習を受けることが望ましいとされています。ただし、AEDは、電源が入ると音声メッセージとランプで、実施すべきことを指示するように設計されています。落ち着いてAEDの指示に従うようにすることが大切です。

装着のタイミングは、AEDが到着し次第です。

③気道異物除去

気道異物除去には、ハイムリック法（腹部突き上げ法）、背部叩打法があります。その場の状況に応じた方法で構わないとされていますが、可能であればハイムリック法（腹部突き上げ法）を優先して実施します。

AED

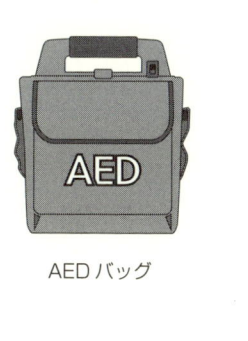

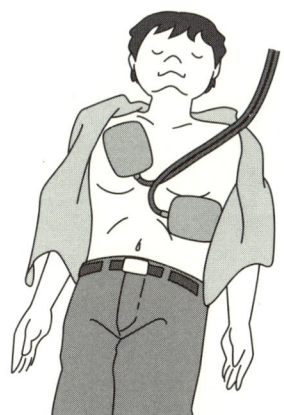

AEDバッグ

AEDの使い方

心肺蘇生法と AED

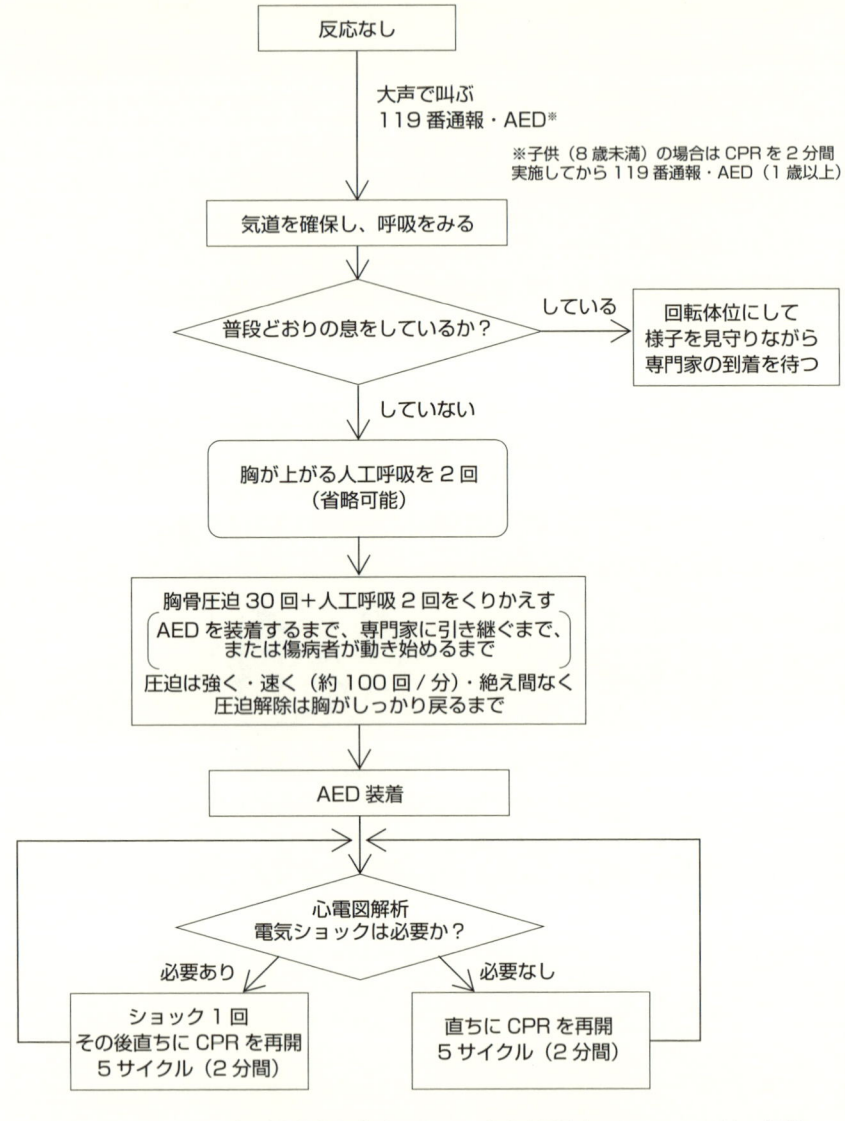

```
          ┌──────────┐
          │  反応なし  │
          └────┬─────┘
               │ 大声で叫ぶ
               │ 119番通報・AED※
               │
               │     ※子供（8歳未満）の場合はCPRを2分間
               │      実施してから119番通報・AED（1歳以上）
               ▼
     ┌──────────────────┐
     │ 気道を確保し、呼吸をみる │
     └──────────┬───────┘
                ▼
        ◇普段どおりの息をしているか？◇ ──している──▶ ┌──────────┐
                │                                │ 回転体位にして │
                │ していない                        │ 様子を見守りながら│
                ▼                                │ 専門家の到着を待つ│
     ┌──────────────────┐                   └──────────┘
     │ 胸が上がる人工呼吸を2回 │
     │    （省略可能）       │
     └──────────┬───────┘
                ▼
 ┌──────────────────────────────┐
 │ 胸骨圧迫30回＋人工呼吸2回をくりかえす      │
 │  AEDを装着するまで、専門家に引き継ぐまで、  │
 │  または傷病者が動き始めるまで              │
 │ 圧迫は強く・速く（約100回/分）・絶え間なく │
 │ 圧迫解除は胸がしっかり戻るまで              │
 └──────────────┬───────────────┘
                ▼
          ┌──────────┐
          │  AED 装着  │
          └────┬─────┘
               ▼
      ◇心電図解析 電気ショックは必要か？◇
         │必要あり              │必要なし
         ▼                     ▼
 ┌──────────────┐   ┌──────────────┐
 │ ショック1回        │   │ 直ちにCPRを再開   │
 │ その後直ちにCPRを再開│   │ 5サイクル（2分間） │
 │ 5サイクル（2分間）  │   └──────────────┘
 └──────────────┘
```

（日本版救急組成ガイドライン策定小委員会のホームページより引用）

> 心肺蘇生の注意事項

1 気道確保（頭部後屈あご先挙上法）　　★★☆

　仰向けに寝かせ、傷病者の頭を横から見る位置に座ります。片手で傷病者の額を押さえ（頭部後屈）ながら、もう一方の手の指先を傷病者のあごの先端、骨のある硬い部分にあてて**持ち上げます**（あご先挙上）。このとき、あごの下の軟らかい部分を指で圧迫しないよう注意します。

　日常的に蘇生を行う者以外の者は、頸椎損傷の有無にかかわらず、すべての傷病者に対して**頭部後屈あご先挙上法**を行います。

2 呼吸の確認　　★★☆

　気道を確保したら、その姿勢を維持したまま、「**正常な呼吸かどうか**」あるいは「**普段どおりの呼吸かどうか**」を「**見て、聴いて、感じて**」確認します。この確認は、**10秒以内**に行います。

3 人工呼吸（口対口人工呼吸）　　★☆☆

　気道を確保したまま、口を大きく開いて傷病者の口を覆って密着させゆっくりと息を吹き込みます。吹き込んだ息が傷病者の鼻からもれ出さないように、額を押さえている方の手の親指と人差し指で傷病者の鼻をつまみます。

省略	感染の（きわめて低い）可能性を心配する場合など躊躇する事情があるときは、省略してもよい
吹き込み量	胸の上がりが見える程度の量を約1秒間かけて吹き込む
回数	2回 うまくいかない場合でも吹き込む努力は2回までとする

4 胸骨圧迫（心マッサージ） ★☆☆

2回の人工呼吸が終わったら（あるいは省略することにした場合は）、ただちに胸骨圧迫を開始します。

①圧迫位置

胸の左右の真ん中に「胸骨」と呼ばれる縦長の平らな骨があります。この骨の下半分を圧迫します。

圧迫位置(目安)	成人	胸(乳頭と乳頭)の真ん中
	小児	
	乳児	上記より指1本足側

②圧迫法 ★★★

圧迫位置に一方の手のひらの基部（手掌基部）をあて、その手の上にもう一方の手を重ねて置きます。このとき重ねた手の指で下側の手の指を持ち上げるようにする方法が最も確実に手掌基部に力を集中させることができます。垂直に体重が加わるように両肘をまっすぐに伸ばし、肩が圧迫部位（自分の手のひら）の真上になるような姿勢をとります。圧迫の強さとテンポは、次のとおりです。

圧力の強さ	成人	両手で4～5cm沈むように
	小児	両手または片手で胸の厚さの3分の1
	乳児	2指で胸の厚さの3分の1
テンポ		1分間に100回
心マッサージと人工呼吸の比率は、30対2 この組み合せを絶え間なく行う		
テンポや圧迫の強さも大切なので、心マッサージの回数は正確に30回にこだわる必要はない		

心臓マッサージ

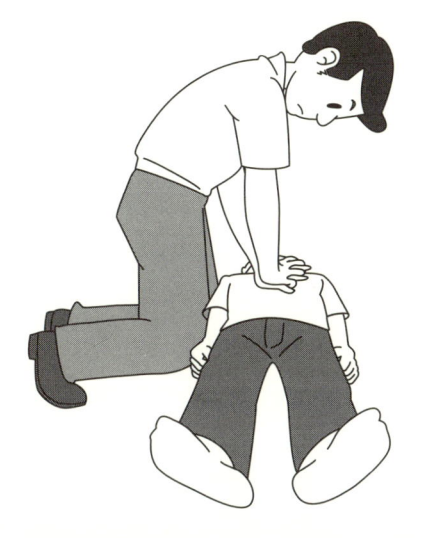

確認テスト 一次救命処置

問題

(1) 人工呼吸をまず1回行い、その後約30秒間は様子を見て、呼吸、咳、体の動きなどがみられない場合に、胸骨圧迫を行う。

(2) 心マッサージは、1分間に約100回のテンポで行う。

解答解説

(1) ×　まず反応の有無を確認する。反応がない場合には、気道確保を行い、その後約10秒以内に、正常な（普段どおりの）呼吸かどうかを確認する。確認がとれない場合は、人工呼吸と心マッサージを行う。

(2) ○

止血と骨折

得点力UPアドバイス

☑ **止血**

一般人の止血法については、**直接圧迫法以外は、推奨されていません**。ここも近年大きく変わった項目なので、注意しましょう。

☑ **骨折**

複雑骨折とは、どういう骨折なのかを問うパターンが多くみられます。複雑骨折という言葉から多数の骨片に破砕された状態を想像しがちです。この**多数の骨片に破砕された状態は、粉砕骨折**といいます。

止血

1 出血 ★☆☆

出血には、内出血と外出血があります。内出血とは、体内で出血することをいいます。外出血とは、体外へ出血することをいいます。

救急処置の場合、外出血は止血可能ですが、内出血は止血できません。

2 止血方法 ★★☆

止血法は、いくつかの種類があります。その中でも、直接圧迫法を利用するのが一般的です。ほとんどの外出血は、直接圧迫法による止血が可能です。

直接圧迫法	出血部位をガーゼか布などで**直接に圧迫**する
	圧迫するガーゼや布が血液で濡れてきた場合はそれらを取り除き、新たなガーゼや布で圧迫し直す
	応急手当をする者はできるだけ**手袋やビニール**を使用し、自らの感染予防に努める
	圧迫しているガーゼや布が血液で濡れてくるのは、出血点に有効な圧迫が加わっていないことを疑う
間接圧迫法	動脈性の出血が激しく続いているときに、包帯やガーゼを準備する間に手で止血点を圧迫する
	一般人による間接圧迫法の有効性については、根拠不十分であるため**推奨しない**
止血帯法	出血場所より心臓に近い肘と肩の間または膝と股関節の間を三角巾やネクタイなどの幅3cm以上の縛る布（止血帯）で縛る
	神経や筋肉に著しい障害をきたすこともあるため、応急手当において止血帯の使用は**推奨しない**

直接圧迫法

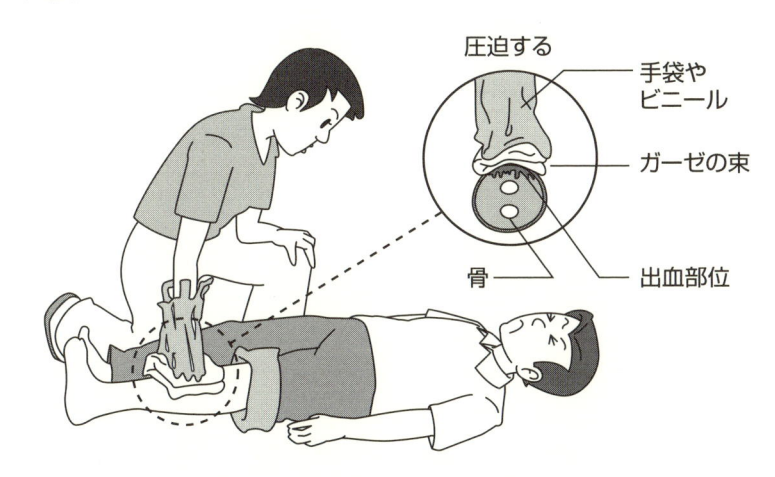

> 骨折

1 特徴 ★★☆

骨折の特徴として、**変形**、**異常な動き**、**摩擦音**などがあります。また、骨折部には、限局した激痛があり、動かすと痛みが増加します。応急処置としては、無理に元に戻そうとしないことが大切です。移動などで骨折部が動いて痛みが強いときは、固定することによって痛みを和らげることができます。固定には、副子（添え木）や三角巾などを使用します。

副子は、骨折した部位の骨の両端にある**２つの関節にまたがる長さ**のものを使用します。手元に、副子がない場合は、ダンボールや傘などを利用します。

2 骨折の種類 ★★☆

骨折は、完全骨折と不完全骨折に分けることができます。

完全骨折	完全に骨が折れているもの	
	単純骨折	皮膚の下で骨が折れている状態で、損傷は皮膚には及ばない
	複雑骨折	**開放骨折**ともいい、皮膚などが破れて**骨折部位が露出**した状態
	粉砕骨折	多数の**骨片に破砕**された状態
不完全骨折	ひびが入っているもの	

複雑骨折

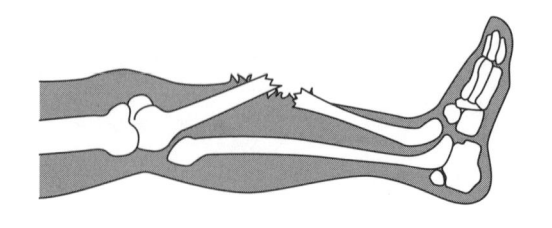

確認テスト　止血と骨折

問題

(1) 動脈からの出血の場合には、止血帯法により止血する必要がある。

(2) 複雑骨折とは、骨が多数の骨片に破砕された状態のことである。

(3) 複雑骨折とは、開放骨折のことである。

解答解説

(1) ×　動脈からの出血であっても、直接圧迫法以外の止血法は、推奨されていない。

(2) ×　設問は、粉砕骨折についての設問である。複雑骨折とは、皮膚等が破れて骨折部位が露出した状態の骨折のことである。

(3) ○

熱中症

> **得点力UPアドバイス**
>
> ☑ **熱中症**
>
> それぞれの障害名と特徴をしっかりと押さえましょう。
>
> 特に熱けいれんの場合は、水分だけでなく塩分の補給も必要であるということを押さえましょう。

1 熱中症　★★★

熱中症とは、夏の屋外作業や炉の前の作業など高温高湿環境下で、体温調節や循環機能が障害を受けたり、水分塩分代謝の平衡が著しい失調をしたり、作業遂行が困難または不能に陥ったりした障害の総称のことをいいます。

それぞれの名称と特徴は次のとおりです。

障害名		主な特徴
熱中症		高温環境への適応ができず、あるいは許容の限界を超えた場合に発症する**障害の総称**である
Ⅰ度	熱虚脱	皮膚血流量の増加による心拍増加が、一定限度を超えたときに起こる循環障害を主とする症状のことである
		涼しい所で**頭部を低くした**姿勢で安静にし、水をとらせる
	熱けいれん	大量の発汗による塩分喪失に対して、**塩分を補給しなかった**ことで、血液中の塩分濃度が低下して筋肉のけいれんを起こす
		0.1～0.2％の食塩水を飲ませて涼しい所で休養させる
Ⅱ度	熱疲はい	大量の発汗で、**血液が濃縮**し、心臓の負担増大や血流分布の異常が起こる
		涼しい所で安静にし、水をとらせる
Ⅲ度	熱射病（日射病）	**体温調節機構の失調**、体温または脳温の上昇を伴う中枢神経障害が原因と考えられる
		裸体に近い状態にして、あらゆる手段を用いて体温の低下をはかる 例）冷水をかけながら扇風機の風をあてる 氷片でマッサージする アルコール綿で全身を拭くなど

確認テスト 熱中症

問題

(1) 熱虚脱が起きたときは、涼しい所に移し、頭部を高くした姿勢で水分をとらせるとよい。
(2) 熱けいれんは、高温環境下での発汗により多量に失われた塩分の補給が不十分なために生じ、血液中の塩分濃度が低下し、筋肉けいれんを起こす。
(3) 熱中症とは、高温環境への適応ができず、あるいは許容の限界を超えた場合に発症する障害の総称である。
(4) 高温環境下で行う鉛などの金属溶融作業では、体温調節機構が障害を受けることにより、発汗停止や持続的な発熱などの症状を示す金属熱が発生することがある。

解答解説

(1) ×　頭部を低くした姿勢をとらせるとよい。
(2) ○
(3) ○
(4) ×　設問は、熱射病の説明である。金属熱とは、金属の溶融作業などで発生した亜鉛、銅、鉛などのヒュームを吸入したときに労働者の体質によっては、インフルエンザのような症状を発するもののことである（→ P.174）。

その他

> **得点力UPアドバイス**
>
> ☑ **窒息**
> 溺れはじめの特徴をしっかり押さえましょう。
>
> ☑ **熱傷**
> 区分とその特徴に関する出題が多くみられます。中でも第Ⅱ度がどのような症状なのかを問う問題が目立ちます。

1 窒息　★☆☆

窒息は、気道が閉塞した場合、酸素不足の空気を吸入した場合、有害ガスを吸入した場合に起こり、意識喪失、けいれん、大小便の失禁などがみられます。

埋没	埋没者を救出するときは、位置を確認し、頭の方から先に掘り出していく	
	埋没者を掘り出したときは、まず、口、鼻、咽頭につまった土砂をぬぐい出す	
溺水	救助は、訓練された救助者に任せるのが原則	
	溺れはじめで肺に水が流れ込むことなく、空気の出入りが止まり窒息状態になっていると**蘇生する可能性が高い**	
救助	水面に浮いて救助を求めている場合	陸から浮くものを投げ入れて浮き身の補助をし、さらにロープを投げわたし、岸に引き寄せる
	水没した場合	水没箇所がわかるように目標を決めて訓練された救助者に引き継ぐ
		腰の深さであれば、訓練された救助者の到着前に水中から引き上げ、早く蘇生措置を行う

2 熱傷　★★☆

熱による皮膚の損傷のことを熱傷といいます。熱傷は、火傷またはやけどとも呼ばれ次のように区分されています。

一般に第Ⅱ度以上の熱傷は、療養を要することが多いです。

		特徴
区分	第Ⅰ度	皮膚が赤くなり、ヒリヒリと痛む
	第Ⅱ度	真皮まで及び、水疱が形成される
	第Ⅲ度	皮下組織に達するもので、ただれたり、白っぽくなったりする
応急手当など		可及的速やかに冷水で疼痛が軽減するまで冷却する 広範囲な熱傷では、体温の低下を避けるため、10分以上の冷却は避ける 水疱は潰さず、そのままにしてガーゼなどで被覆する 軽度の火傷では、被災者に水を飲ませるとよい 化学薬品がかかった場合には、皮膚に残った薬品を布等でふき取り、水で洗浄する 一般に、火傷の面積が体表面の面積の20％以上になると非常に危険な状態であるといわれる

確認テスト その他

問題

(1) 溺れは、肺に水が入っていなくても、空気の出入りが止まり窒息状態になってしまうと蘇生するのが難しい。

(2) 水疱が形成される程度の火傷は、第Ⅱ度に分類される。

(3) 熱傷により生じた水疱は、破って十分消毒した後、ガーゼをあてるとよい。

解答解説

(1) ×　設問の場合であれば、蘇生する可能性が高い。
(2) ○
(3) ×　生じた水疱は、破らないようにし、水道水で十分に冷やしたうえで、ガーゼをあてる。

3章 関係法令（有害業務）

Ⅰ 労働安全衛生法

Ⅱ 諸法令

I 労働安全衛生法

1 安全衛生管理体制と機械等・有害物に関する規制

安全衛生管理体制

> **得点力UPアドバイス**
>
> ☑ **安全衛生管理体制**
>   選任や資格などの基準と業務を組み合せた知識を問う出題が多くみられます。選任や資格などを必要とする業務と不要である業務とをしっかりと見極めましょう。

1 衛生管理者の専属など　　★★☆

衛生管理者は、常時50人以上の労働者を使用する場合に選任する必要があります。衛生管理者の選任者数や専任の有無については、労働者数に応じて定められています。

労働者数	選任者数	専任
50人～200人	1人以上	不要
201人～500人	2人以上	不要
501人～1000人	3人以上	要 （一定の有害業務）
1001人～2000人	4人以上	要
2001人～3000人	5人以上	要
3001人～	6人以上	要

2 専任　　★★☆

衛生管理者のうち少なくとも1人を専任しなければならない事業場の基準は次のとおりです。

①**常時1000人を超える**労働者を使用する事業場

②**常時500人を超える**労働者を使用する事業場で、坑内労働や著

しく寒冷な場所における業務などに**常時30人以上の労働者を従事させるもの**（→ P.114参照）

3 衛生工学衛生管理者の選任 ★★☆

常時500人を超える労働者を使用する事業場で、坑内労働または著しく暑熱な場所における業務などに**常時30人以上の労働者を従事させる場合は、衛生管理者のうち1人**を衛生工学衛生管理者免許を受けた者のうちから選任することが必要です。

規模	常時500人を超える労働者を使用する事業場で、下記の業務に**常時30人以上の労働者を従事させる場合**
業務	坑内労働
	多量の高熱物体を取り扱う業務および著しく暑熱な場所における業務
	ラジウム放射線、エックス線その他の有害放射線にさらされる業務
	土石、獣毛等のじんあいまたは粉末を著しく飛散する場所における業務
	異常気圧下における業務
	鉛、水銀、クロム、砒素、黄りん、弗素、塩素、塩酸、硝酸、亜硫酸、硫酸、一酸化炭素、二硫化炭素、青酸、ベンゼン、アニリン、その他これに準ずる有害物の粉じん、蒸気またはガスを発散する場所における業務

4 産業医の専属 ★☆☆

産業医は、**常時50人以上**の労働者を使用する場合に選任する必要があります。衛生管理者は専属が原則ですが、産業医は一定の規模や業務を条件としています。

衛生管理者の専任と産業医の専属の条件は、非常によく似ています。

衛生管理者の専任	産業医の専属
常時1000人を超える労働者を使用する事業場 常時500人を超える労働者を使用する事業場で、下記の業務に常時30人以上の労働者を従事させるもの	常時1000人以上の労働者を使用する事業場 下記の業務に常時500人以上の労働者を従事させる事業場
坑内における業務	
多量の高熱物体を取り扱う業務および著しく暑熱な場所における業務	
多量の低温物体を取り扱う業務および著しく寒冷な場所における業務	
ラジウム放射線、エックス線その他の有害放射線にさらされる業務	
土石、獣毛等のじんあいまたは粉末を著しく飛散する場所における業務	
異常気圧下における業務	
さく岩機、びょう打機等の使用によって身体に著しい振動を与える業務	
重量物の取り扱い等重激なる業務	
ボイラー製造等強烈な騒音を発する場所における業務	
鉛、水銀、クロム、砒素、黄りん、弗素、塩素、塩酸、硝酸、亜硫酸、硫酸、一酸化炭素、二硫化炭素、青酸、ベンゼン、アニリン、その他これに準ずる有害物の粉じん、蒸気またはガスを発散する場所における業務	鉛、水銀、クロム、砒素、黄りん、弗化水素、塩素、塩酸、硝酸、亜硫酸、硫酸、一酸化炭素、二硫化炭素、青酸、ベンゼン、アニリン、その他これらに準ずる有害物のガス、蒸気または粉じんを発散する場所における業務
	深夜業を含む業務
	水銀、砒素、黄りん、弗化水素酸、塩酸、硝酸、硫酸、青酸、か性アルカリ、石炭酸その他これらに準ずる有害物を取り扱う業務
	病原体によって汚染のおそれが著しい業務

5 作業主任者　★★★
①免許と講習

　高圧室内作業などの労働災害を防止するための管理を必要とする作業で一定のものの場合、作業主任者を選任する必要があります。

　事業者は、作業主任者を選任し、労働者の指揮などを行わせます。作業主任者の選任は、**免許**または**講習**（業務ごとに定められている）を受けた者に限られています。

名称	作業の区分	資格
高圧室内作業主任者	高圧室内作業	免許
エックス線作業主任者	エックス線等業務にかかる作業	
ガンマ線透過写真撮影作業主任者	ガンマ線透過写真の撮影作業	
特定化学物質作業主任者	特定化学物質を製造し、または取り扱う作業	講習
鉛作業主任者	鉛業務にかかる作業	
四アルキル鉛等作業主任者	四アルキル鉛等業務にかかる作業	
酸素欠乏危険作業主任者	第1種酸素欠乏危険場所における作業	
	第2種酸素欠乏危険場所における作業	
有機溶剤作業主任者	屋内等で有機溶剤を製造し、または取り扱う作業	
石綿作業主任者	石綿取り扱い作業	
潜水士※	潜水器を用い、かつ、ボンベなどからの給気を受けて、水中において行う業務	免許

※潜水士は免許が必要だが、**作業主任者の選任義務は**ない。

確認テスト　安全衛生管理体制

問題

(1) 常時900人の労働者を使用する製造業の事業場における衛生管理体制に関する次の記述のうち、法令上、正しいものは○、誤っているものは×として答えよ。

　　ただし、900人の中には、次の業務に常時従事する者が含まれているものとする。

深夜業を含む業務　　　　　　　　600人
多量の高熱物体を取り扱う業務　　150人
特定化学物質を取り扱う業務　　　 30人

① 衛生管理者は、5人以上選任しなければならない。
② 衛生管理者は、そのすべてを専任としなければならない。
③ 衛生管理者は、そのすべてを第1種衛生管理者免許を有する者のうちから選任しなければならない。
④ この事業場に専属の産業医を選任しなければならない。

(2) 潜水業務は、作業主任者の選任が義務づけられていない。

(3) レーザー光線による金属加工作業は、作業主任者の選任の必要がない。

(4) 特定化学物質作業主任者は、所定の技能講習を修了した者のうちから選任しなければならない。

解答解説

(1) ① × 常時501人以上1000人以下の労働者を使用する事業場では、衛生管理者を3人以上選任しなければならない。

② × 常時500人を超える労働者を使用する事業場で、一定の有害業務に常時30人以上の労働者を従事させるものは、衛生管理者のうち少なくとも1人を専任の衛生管理者としなければならない。

③ × 設問の場合、選任すべき衛生管理者のうち1人を衛生工学衛生管理者免許を受けた者のうちから選任しなければならない。このため、第1種衛生管理者免許を有する者だけからの選任は違法である。

④ ○ 深夜業を含む業務に、常時500人以上の労働者を従事させる事業場では、その事業場に専属の産業医を選任しなければならない。

(2) ○ 潜水作業は、作業主任者を選任する必要がない。

(3) ○

(4) ○

機械等・有害物に関する規制

得点力UPアドバイス

☑ **定期自主検査**
　特定化学設備の検査時期を最初に覚えましょう。

☑ **製造等禁止物質と製造許可物質**
　製造許可物質は、特定化学物質障害予防規則（特化則）で定められている**第1類物質**（→P.150）**と同じ**という特徴があります。そこで、製造等禁止物質よりも先に製造許可物質を覚えることをおすすめします。特化則に関する出題にも対応でき、解答の幅が広がります。
　また、物質名が似ているものに関する出題も多くみられます。

◼ 機械等・有害物に関する規制　★★★

　粉じんの舞う作業場では、防じんマスクを欠かすことができません。しかし、その防じんマスクが不良品であったなら、労働者の安全を確保することができません。

　そこで、機械等の使用段階における安全を確保するために、製造、流通段階において一定の基準を設けました。

①機械等に関する規制

a.譲渡等の制限

　次のものは、人体に及ぼす影響が非常に大きいため、厚生労働大臣が定める規格または安全装置を具備しなければ、譲渡したり、貸与したり、設置したりすることができません。

対象機械	防じんマスク
	防毒マスク
	再圧室
	潜水器
	エックス線装置（一定規模のもの）
	ガンマ線照射装置（一定規模のもの）
	チェーンソー（一定規模のもの）

b. 型式検定

　防じんマスクや防毒マスクを製造し、または輸入した者は、登録型式検定機関が行う型式検定を受ける必要があります。

c. 定期自主検査

　次の表中にある対象設備は、定期に自主検査を行い、その結果を記録し保存します。

対象設備	検査時期	保存期間
局所排気装置、**プッシュプル型換気装置**、除じん装置、排ガス処理装置および排液処理装置で、厚生労働省令で定めるもの	1年以内ごと	3年間
特定化学設備およびその附属設備（→P.151）	2年以内ごと	
ガンマ線照射装置で、透過写真の撮影に用いられるもの	1月以内ごと	

②有害物に関する規制

a. 製造等禁止物質

　製造等禁止物質とは、がんなど労働者に重大な健康障害を発生させる物質で、現在の技術では有効な防止措置がないために、製造、輸入、譲渡、提供、使用を禁止している物質のことをいいます。ただし、**試験研究など一定の場合は上記の禁止事項に該当しません。**

製造等禁止物質	黄りんマッチ
	ベンジジンおよびその塩
	四-アミノジフェニルおよびその塩
	石綿
	四-ニトロジフェニルおよびその塩
	ビス(クロロメチル)エーテル
	ベータ-ナフチルアミンおよびその塩
	ベンゼンを含有するゴムのりで、その含有するベンゼンの容量が当該ゴムのりの溶剤(希釈剤を含む)の５％を超えるもの

b. 製造許可物質

　製造許可物質とは、微量であっても、がんなど重度の健康障害が発生するおそれのある物質のことをいいます。製造許可物質は、厚生労働大臣の許可が必要です。

製造許可物質	**ジクロルベンジジン**およびその塩
	アルファ-ナフチルアミンおよびその塩
	塩素化ビフェニル(別名PCB)
	オルト-トリジンおよびその塩
	ジアニシジンおよびその塩
	ベリリウムおよびその化合物
	ベンゾトリクロリド

確認テスト 機械等・有害物に関する規制

問題

(1) 送気マスクは、譲渡、貸与または設置するとき厚生労働大臣が定める規格を具備することとされていない。

(2) トルエンを取り扱う屋内の作業場所のプッシュプル型換気装置は、法令に基づく定期自主検査を、1年以内ごとに1回、行わなければならない。

(3) 粉状の鉱石を袋詰めする場所の局所排気装置に設けた除じん装置は、定期自主検査を、2年以内ごとに1回、行うこととされている。

(4) ベリリウムおよびその化合物は、安衛法により、製造し、輸入し、譲渡し、提供し、または使用することが禁止されている。

(5) 塩化ビニルは、厚生労働大臣の許可を受けなくても製造することができる。

解答解説

(1) ○　送気マスクは、譲渡等の制限の対象ではない。
(2) ○
(3) ×　1年以内ごとに1回、定期に自主検査を行わなければならない。
(4) ×　ベリリウムおよびその化合物は、製造許可物質である。
(5) ○　塩化ビニルは製造物禁止物質にも製造許可物質にも該当しない。厚生労働大臣の許可がなくても製造することができる。

Ⅰ 労働安全衛生法

2 安全衛生教育と健康に関する措置

安全衛生教育

> **得点力UPアドバイス**
>
> ☑ **特別の教育**
>   **特別の教育には、3年間の記録の保存義務**があります。他の安全衛生教育にはない項目なので注意が必要です。
>
> ☑ **職長等教育**
>   職長等教育の独自項目として、労働者に対する**指導および教育**の方法があります。特別教育の項目として出題し、正誤を問うパターンが多くみられます。間違えないようにしましょう。

1 特別の教育 ★★☆

　特別の教育とは、危険または有害な業務のうち、特定の作業に労働者を就かせる場合に行わなければならない教育のことをいい、業務ごとに教育内容が異なります。

　特別の教育を行ったときは、受講者、科目等の記録を作成して、これを**3年間保存**する必要があります。

　特別の教育を行う必要のある主な業務は、次のとおりです。

業務	チェーンソーを用いる業務
	作業室および気こう室へ送気するための空気圧縮機を運転する業務
	高圧室内作業にかかる作業室への送気の調節を行うためのバルブまたはコックを操作する業務
	気こう室への送気または気こう室からの排気の調整を行うためのバルブまたはコックを操作する業務
	潜水作業者への送気の調節を行うためのバルブまたはコックを操作する業務
	再圧室を操作する業務
	高圧室内作業にかかる業務
	四アルキル鉛等業務
	酸素欠乏危険場所における作業にかかる業務
	エックス線装置またはガンマ線照射装置を用いて行う透過写真の撮影の業務
	原子炉施設や加工施設等において、核燃料物質や使用済燃料等を取り扱う業務
	特定粉じん作業にかかる業務
	廃棄物焼却炉、集じん機等の設備の解体等の業務およびこれに伴うばいじんおよび焼却灰その他の燃え殻を取り扱う業務
	石綿等が使用されている建築物の解体や封じ込め等の作業にかかる業務
教育内容	各業務により異なる
省略	事業者は、教育内容の**全部または一部について十分な知識および技能**を有していると認められる者については、その科目を省略することができる
保存	受講者、科目等の記録を作成して、**3年間保存**

2 職長等教育 ★☆☆

職長等教育とは、建設業や製造業等の一定の業務で、新たに職長等に就くことになった労働者に対して行う教育のことをいいます。

業種	建設業
	製造業（ただし、次に掲げるものを除く） 食料品・タバコ製造業（うま味調味料製造業および動植物油脂製造業を除く） 繊維工業（紡績業および染色整理業を除く） 衣服その他の繊維製品製造業 紙加工品製造業（セロファン製造業を除く） 新聞業、出版業、製本業および印刷物加工業
	電気業
	ガス業
	自動車整備業
	機械修理業
教育内容	作業方法の決定および労働者の配置に関すること
	労働者に対する**指導**または**監督の方法**に関すること
	危険性または有害性等の調査およびその結果に基づき講ずる措置に関すること
	異常時等における措置に関すること
	その他現場監督者として行うべき労働災害防止活動に関すること
省略	事業者は、教育内容の**全部または一部**について十分な知識および**技能**を有していると認められる者については、その科目を省略することができる

確認テスト 安全衛生教育

問題

(1) 有機溶剤等を用いて行う接着の業務に労働者を従事させるとき、法令に基づく安全衛生のための特別の教育を行わなければならない。

(2) 特別の教育の内容には、対象業務にかかわらず、労働者に対する指導または監督の方法に関することがある。

(3) 特別の教育の科目に関して十分な知識および技能を有していると認められる労働者の場合は、当該科目についての特別の教育を省略することができる。

(4) 特別の教育を行ったときは、その受講者や科目等の記録を作成し、これを3年間保存しなければならない。

解答解説

(1) ×　有機溶剤等を用いて行う接着の業務は、特別の教育を行わなければならない業務に該当しない。
(2) ×　労働者に対する指導または監督の方法に関することは、職長等教育に該当する。
(3) ○
(4) ○

作業環境測定

> **得点力UPアドバイス**
>
> ☑ **作業環境測定**
>
> 　作業環境測定に関する出題は、衛生管理者試験の中でも難しい箇所の一つです。難問対策よりも、次の基本事項をしっかりと身につけましょう。
>
> ①測定時期
>
> 　作業環境測定の時期をよく確認しましょう。
>
> ②測定結果
>
> 　記録保存は必要ですが、労働基準監督署への提出は不要です。

1 作業環境測定　★★★

　作業環境の実態を把握することは、職場における健康管理の第一歩として欠かすことができません。作業環境測定が義務づけられている作業場の代表例は、次のとおりです。

①作業環境測定の時期が**6月以内ごとに1回**の作業場

作業場	項目	記録の保存
著しい騒音を発する屋内作業場	等価騒音レベル	3年
有機溶剤（**第1種・第2種**）を製造し、取り扱う業務を行う屋内作業場	空気中の有機溶剤濃度	
特定化学物質（**第1類・第2類**）を製造し、取り扱う屋内作業場	空気中の特定化学物質の濃度	3年（特別管理物質については30年間）
土石、岩石、鉱物、金属または炭素の粉じんを著しく発散する屋内作業場	空気中の粉じん濃度、遊離けい酸含有率	7年
石綿を取り扱う作業場	空気中の石綿濃度	40年

②①以外の作業場

作業場	項目	測定の時期	記録の保存
暑熱、寒冷または多湿の屋内作業場	気温、湿度、ふく射熱	半月以内ごと	3年
坑内の作業場	CO_2濃度	1月以内ごと	3年
	通気量・気温	半月以内ごと	
中央管理方式の空気調和設備を設置している事務所	CO、CO_2の含有率、室温、相対湿度等	原則として2月以内ごと	3年
鉛業務を行う屋内作業場	空気中の鉛濃度	1年以内ごと	3年
酸素欠乏危険場所において作業を行う場合の作業場	酸素濃度（硫化水素濃度も同時に行う場合あり）	作業開始前	3年
放射線業務を行う作業場で、厚生労働省令で定めるもの	外部放射線による線量当量率	1月以内ごと	5年

特殊健康診断

> **得点力UPアドバイス**
>
> ☑ **特殊健康診断**
>
> 　特殊健康診断が義務づけられていない業務を問う出題がみられます。
>
> 　特殊健康診断が不要な業務の代表例である酸素欠乏危険場所における作業は、しっかりと押さえましょう。

1 特殊健康診断　　　　　　　　　　　　　　★★★

　特殊健康診断とは、高気圧業務や、有機溶剤を取り扱う業務などの有害な業務に従事する労働者に対して行う医師による特別の項目についての健康診断のことをいいます。

2 歯科医師による健康診断　　　　　　　　　★★☆

　塩酸、硝酸、硫酸、亜硫酸、弗化水素、黄りんなどは、歯科医師による歯の変化等の他覚症状または自覚症状の有無の検査が必要です。

業務	時期	義務	主な健診項目
高圧室内作業 潜水業務	雇い入れの際、配置換えの際と6月以内ごと（ただし、四アルキル鉛は3月以内ごと）	**5年間保存**（ただし、石綿業務の一定のものは常時当該業務に従事しなくなった日から40年間・一部特定化学物質と放射線業務は30年間）定期的な健康診断の結果報告書を**所轄労働基準監督署長に提出**（歯科医師の健康診断は常時50人以上の事業場）	四肢の運動機能の検査 **鼓膜および聴力の検査** 肺活量の測定
放射線業務			白血球の検査 皮膚の検査
特定化学物質（第1類・第2類）を製造、取り扱う業務			物質により異なる
石綿等を取り扱う業務			咳、たん、息切れ、胸痛等の他覚症状または自覚症状の有無の検査 胸部のエックス線直接撮影による検査
鉛業務			血液中の鉛の量の検査 **尿中のデルタアミノレブリン酸の量の検査**
四アルキル鉛等業務			神経症状または精神症状の有無の検査
屋内作業場等で有機溶剤を製造、取り扱う業務（第3種はタンク等の内部に限る）			尿中のたん白の有無の検査 尿中の有機溶剤の代謝物の量の検査 **肝機能検査** 貧血検査

確認テスト 作業環境測定と特殊健康診断

問題

(1) アンモニアを取り扱う屋内作業場は、作業環境測定が義務づけられていない。

(2) チッパーによりチップする業務を行う等著しい騒音を発する一定の屋内作業場は、1月以内ごとに1回、作業環境測定を行うこととされている。

(3) 土石、岩石、鉱物、金属または炭素の粉じんを著しく発散する屋内作業場については、1年以内ごとに1回、定期に、空気中の粉じんの濃度を測定しなければならない。

(4) 酸素欠乏危険場所における作業にかかる業務は、特別の項目による健康診断が義務づけられていない。

(5) 鉛業務に従事する労働者に対して行う特別の項目についての健康診断の検査項目の中に肝機能検査がある。

(6) 次の業務に常時従事する労働者に対し、特別の項目についての健康診断を行う必要があるものは○、不要なものは×として答えよ。
　① 潜水業務
　② 通風が不十分な屋内作業場において有機溶剤を製造し、または取り扱う業務

解答解説

(1) ○ アンモニアは、特定化学物質（→ P.150）の第3類に分類されている。したがって、作業環境測定が義務づけられていない。

(2) × チッパーによりチップする業務を行う等著しい騒音を発する一定の屋内作業場は、6月以内ごとに1回、作業環境測定を行わなければならない。

(3) × 土石、岩石、鉱物、金属または炭素の粉じんを著しく発散する屋内作業場については、6月以内ごとに1回、定期に、空気中の粉じんの濃度を測定しなければならない。

(4) ○

(5) × 鉛業務の健診項目には、肝機能検査はない。

(6) ① ○ 潜水業務に常時従事する労働者に対しては、特別の項目についての健康診断を行う必要がある。

② ○ 通風が不十分な屋内作業場において有機溶剤を製造し、または取り扱う業務に常時従事する労働者に対しては、特別の項目についての健康診断を行う必要がある。

健康管理手帳

> **得点力UPアドバイス**
>
> ☑ 健康管理手帳
>
> ここは、2つのステップで攻略しましょう。
> 最初に、交付対象業務をチェックします。
> その次に業務と要件をしっかり結びつけます。

1 健康管理手帳　★★☆

　健康管理手帳制度は、がんその他の重度の健康障害を生ずるおそれのある業務に就いていた労働者が離職した後でも、疾病を早期に発見できるようにと創設されました。

　健康管理手帳は、離職の際または離職の後に国から交付され、国が健康診断などの健康管理を行います。

①石綿業務に関する健康管理手帳交付要件

交付対象業務	要件
石綿を製造し、または取り扱う業務	両肺野に石綿による不整形陰影があり、または石綿による**胸膜肥厚**があること
製造作業 石綿等が使用されている保温材、耐火被覆材等の張付け、補修もしくは除去の作業 石綿等の吹き付けの作業または石綿等が吹き付けられた建築物、工作物等の解体、破砕等の作業（吹き付けられた石綿等の除去の作業を含む）	左記の業務に初めてばく露した日から10年以上経過しているもので、1年以上従事していた者
上記の業務以外	石綿等を取り扱う作業に10年以上従事した経験を有していること

②①以外の業務に関する健康管理手帳交付要件

交付対象業務	要件
ベンジジンおよびその塩を製造し、または取り扱う業務	当該業務に3月以上従事
ベータ-ナフチルアミンおよびその塩を製造し、または取り扱う業務	
ジアニシジンおよびその塩を製造し、または取り扱う業務	
粉じん作業(じん肺法規定する粉じん作業)にかかる業務	じん肺管理区分が**管理2**または**管理3**
クロム酸および重クロム酸ならびにこれらの塩を製造し、または取り扱う業務	当該業務に4年以上従事
三酸化砒素を製造する工程において焙焼もしくは精製を行い、または一定の方法により製錬する業務	当該業務に5年以上従事
コークスまたは製鉄用発生炉ガスを製造する業務	当該業務に5年以上従事
ビス(クロロメチル)エーテルを製造し、または取り扱う業務	当該業務に3年以上従事
ベリリウムおよびその化合物を製造し、または取り扱う業務	両肺野にベリリウムによるび慢性の結節性陰影があること
ベンゾトリクロリドを製造し、または取り扱う業務	当該業務に3年以上従事
塩化ビニルを重合する業務	当該業務に4年以上従事

確認テスト 健康管理手帳

問題

(1) 特定の有害業務に従事した労働者で、離職の際にまたは離職の後に健康管理手帳が交付されるものは○、交付されないものは×として答えよ。

① シアン化水素を取り扱う業務に5年以上従事した者
② 石綿を取り扱う業務に従事したことがあり、石綿による胸膜肥厚がある者
③ 鉛の製錬工程において焼結鉱を取り扱う業務に4年以上従事した者
④ 塩化ビニルを重合する業務に4年以上従事した者
⑤ 硝酸を取り扱う業務に3年以上従事した者
⑥ 水銀を取り扱う業務に5年以上従事した者
⑦ ベンゼンを取り扱う業務に3年以上従事した者
⑧ 粉じん作業に従事したことがあり、じん肺管理区分が管理2の者

> **解答解説**

(1) ① ×　シアン化水素を取り扱う業務は、健康管理手帳の交付対象ではない。

　② ○　石綿を取り扱う業務に従事したことがあり、石綿による胸膜肥厚がある者には、離職の際にまたは離職の後に健康管理手帳が交付される。

　③ ×　鉛を取り扱う業務は、健康管理手帳の交付対象ではない。

　④ ○　塩化ビニルを重合する業務に4年以上従事した者は、離職の際にまたは離職の後に健康管理手帳が交付される。

　⑤ ×　硝酸を取り扱う業務に従事した者は、健康管理手帳の交付対象ではない。

　⑥ ×　水銀を取り扱う業務に従事した者は、健康管理手帳の交付対象ではない。

　⑦ ×　ベンゼンを取り扱う業務は、健康管理手帳の交付対象ではない。

　⑧ ○　じん肺管理区分が管理2または管理3の者は、離職の際にまたは離職の後に健康管理手帳が交付される。

II 諸法令

1 労働安全衛生規則(第3編)

有害な作業環境

得点力UPアドバイス

☑ **立入禁止場所**

著しい騒音を発する場所が、**立入禁止場所に該当しないこと**を押さえましょう。

☑ **作業環境測定**

坑内作業場における気温の測定は、**28℃を超え、または超えるおそれのある場合**に行わなければなりません。坑内の気温(37℃)と混同しやすいので注意しましょう。

1 有害な作業環境 ★☆☆

職業性疾病などの労働災害が発生しやすい環境のことを有害な作業環境(作業場)といいます。このような有害な作業場での労働災害を防止するために、さまざまな規定を設けています。有害な作業場と主な規定は次表のとおりです。

2 内燃機関の使用禁止 ★☆☆

一酸化炭素中毒になるので、坑、タンク、船倉の内部などの自然換気が不十分なところでは、排気ガス除去のための換気対策をすることなく、ガソリンエンジンなどの**内燃機関を有する機械の使用を禁止**しています。

有害な作業場	明示等	その他注意事項	
多量の高熱物体を取り扱う場所、著しく暑熱な場所	関係者以外立入禁止とし、見やすい箇所に表示	半月以内ごとに1回、定期に、当該屋内作業場における気温、湿度、ふく射熱を測定 作業環境測定をしたときは、その都度、記録して、3年間保存	
多量の低温物体を取り扱う場所、著しく寒冷な場所			
有害な光線または超音波にさらされる場所		代替物の使用、作業の方法または機械等の改善等必要な措置	
二酸化炭素濃度が**1.5%を超える**場所、酸素濃度が**18%未満**の場所、硫化水素濃度が**100万分の10（10ppm）を超**える場所		①坑内の二酸化炭素濃度の測定は、**1月以内ごとに1回** ②酸素濃度が18%未満の場所、硫化水素濃度が100万分の10（10ppm）を超える場所の作業環境測定は、**作業開始前** ①、②とも3年間記録を保存	
ガス、蒸気、粉じんを発散する有害な場所		代替物の使用、作業の方法または機械等の改善等必要な措置	密閉設備、局所排気装置、全体換気装置を設ける等必要な措置
有害物を取り扱う場所			一定の場所に集積し、見やすい箇所に表示
病原体による汚染のおそれの著しい場所			
強烈な騒音を発する場所	**標識**によって明示	6月以内ごとに1回、定期に等価騒音レベルを測定し、その記録を3年間保存	

3 気温等 ★★☆

①坑内の基準値

坑内の気温などの基準値は、次のとおりです。

気温	37℃以下にしなければならない
二酸化炭素の濃度	1.5%以下にしなければならない

②作業環境測定

作業場によっては、気温や湿度について作業環境測定を行う必要があります。

暑熱、寒冷、多湿の屋内作業場	半月以内ごとに1回、定期に、当該屋内作業場における気温、湿度、ふく射熱を測定しなければならない
気温が28℃を超え、または超えるおそれのある坑内作業場	半月以内ごとに1回、定期に、気温を測定しなければならない
上記の作業環境測定をしたときは、その都度、記録して、3年間保存しなければならない	

4 休憩設備等 ★☆☆

著しく暑熱、寒冷または多湿の作業場や有害ガス、蒸気、粉じんを発散する作業場などの有害な作業場では、やむを得ない事由があるときを除き、作業場外に休憩・食事の設備を設ける必要があります。その他、立業や発汗作業での措置として次のものがあります。

業務	措置
立業	持続的立業に従事中に、しばしば座ることのできる機会のあるときはいすを備える
発汗作業	塩・飲料水を備える

確認テスト 有害な作業環境

問題

(1) 著しい騒音を発する場所は、安衛則により関係者以外の者の立ち入りが禁止されている場所に該当する。

(2) 坑内での気温は、原則として27℃以下にしなければならない。

(3) 坑やタンクの内部などの場所で、自然換気が不十分なところにおいては、排気ガス除去のための換気対策をすることなく、内燃機関を有する機械を使用してはならない。

(4) 著しく暑熱または寒冷の作業場においては、原則として休憩の設備を作業場外に設けなければならない。

解答解説

(1) ×　著しい騒音を発する場所は、立ち入りが禁止されていない。
(2) ×　坑内における気温は、原則として37℃以下にしなければならない。
(3) ○
(4) ○

II 諸法令

2 有機溶剤中毒予防規則

区分と設備

得点力UPアドバイス

☑ **設備**

①全体換気装置

　第1種・第2種有機溶剤等を使用する屋内作業場での全体換気装置の使用は、原則として認められないことに注目しましょう。

②タンク等の内部

　タンク等の内部とは、タンク、坑、ダクトの内部などのような通風の不十分な場所のことをいいます。

　このタンク等の内部で第3種有機溶剤等を用いて、吹き付け以外の作業を行う場合は、送気マスクまたは、有機ガス用防毒マスクを使用する必要があります。

　よく出題されるテーマなので、しっかりと覚えましょう。

区分と設備

1 有機溶剤 ★☆☆

　有機溶剤は、揮発性が大きいという特性があるため、その蒸気を吸い込んだり、皮膚から吸収したりします。

　中毒症状としては、中枢神経障害、肝臓障害、腎臓障害などがあります。

　そこで、有機溶剤予防規則では、さまざまな規制をしています。

2 区分 ★☆☆

　人体に及ぼす影響の大きいものの順に第1種有機溶剤等、第2種

有機溶剤等、第3種有機溶剤等と区分されています。さらに、作業中の労働者がその有害性について容易に知ることができるように色分けなどの方法により、見やすい場所に表示するように規定されています。

第1種有機溶剤の標識例

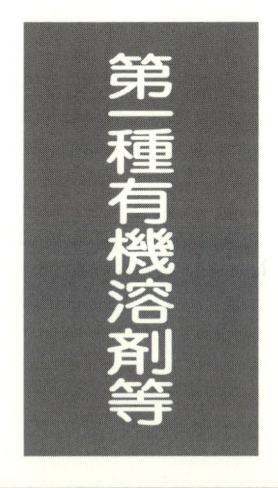

第一種有機溶剤等

区分	物質名	色区分
第1種有機溶剤等	クロロホルム、**トリクロルエチレン**、二硫化炭素等およびその混合物	赤
第2種有機溶剤等	アセトン、クレゾール、**酢酸メチル**、**トルエン**、**ノルマルヘキサン**、**メタノール**等およびその混合物	黄
第3種有機溶剤等	ガソリン、テレビン油等で第1種・第2種以外のもの	青

3 設備 ★★★

有機溶剤のばく露から労働者を保護するため設備として、発散源を密閉する設備、局所排気装置またはプッシュプル型換気装置、全体換気装置があります。有機溶剤の区分や作業する場所によって、設置すべき設備が次のように規定されています。

①屋内作業場等

第1種	下記のうち、いずれかの設備を設ける 有機溶剤の蒸気の発散源を**密閉する設備**
第2種	**局所排気装置** **プッシュプル型換気装置**
第3種	規定なし

②タンク等の内部で吹き付け作業

第1種	下記のうち、いずれかの設備を設ける 有機溶剤の蒸気の発散源を密閉する設備 局所排気装置 プッシュプル型換気装置
第2種	
第3種	

③タンク等の内部で吹き付け以外の作業

第1種	下記のうち、いずれかの設備を設ける 有機溶剤の蒸気の発散源を密閉する設備 局所排気装置 プッシュプル型換気装置
第2種	
第3種	下記のうち、いずれかの設備を設ける 有機溶剤の蒸気の発散源を密閉する設備 局所排気装置 プッシュプル型換気装置 **全体換気装置**（**送気マスク**または、**有機ガス用防毒マスク**を使用すること）

4 設備の特例 ★★★

①特例1

次の場合は、有機溶剤の蒸気の発散源を密閉する設備や局所排気装置などを設置する必要がありません。

周壁の2側面以上で、周壁の面積の半分以上が直接外気に向かって開放されている場合
屋内作業場に通風を阻害する壁、つい立その他の物がない場合
臨時に行う場合で、タンク等の内部以外の場所における業務の場合

②特例2

次の場合は、**全体換気装置のほかに送気マスクまたは有機ガス用防毒マスクが必要**です。

第3種有機溶剤等を用いて、タンク等の内部で吹き付け以外の作業を行う場合
臨時にタンク等の内部における作業を臨時に行う場合
タンク等の内部以外の場所において短時間行う場合
屋内作業場等の壁、床、天井について行う業務で場合において、有機溶剤の蒸気の発散面が広いため有機溶剤の蒸気の発散源を密閉する設備や局所排気装置などの設置が困難な場合

③特例3

次の場合は、**送気マスクだけでよい**とされています。

有機溶剤を**入れたことのある**タンクの内部における業務
タンク等の内部における作業が短時間の業務

（設備の性能と定期自主検査）

1 設備の性能　★★☆

　局所排気装置は、次の表に掲げる制御風速を出し得る能力を有する必要があります。制御風速とは、発散源から労働者に向かう有害物質を労働者の手前（捕捉点）で捕らえてフードに押し戻すのに必要な風速のことです。

　囲い式フードの場合は、フードの開口面における**最小風速**のことをいい、外付け式フードの場合は、吸引しようとする範囲内におけるフードの開口面から**最も離れた作業位置の風速**のことをいいます。

型式		制御風速(m／秒)
囲い式フード		0.4
外付け式フード	側方吸引型	0.5
	下方吸引型	0.5
	上方吸引型	1.0

2 排気口 ★☆☆

　局所排気装置、プッシュプル型換気装置、全体換気装置の排気管等の排気口を直接外気に向かって開放する必要があります。

　空気清浄装置を設けていない屋内作業場では、局所排気装置やプッシュプル型換気装置排気管等の排気口の高さを屋根から **1.5 m以上**とする必要があります。

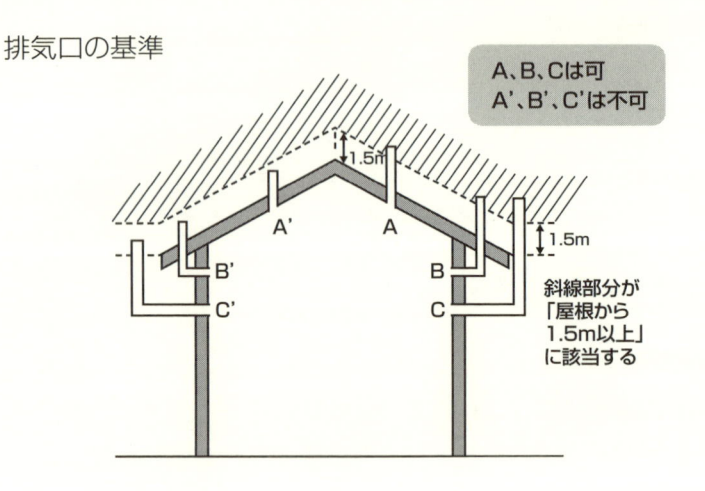

排気口の基準

A、B、Cは可
A'、B'、C'は不可

斜線部分が「屋根から1.5m以上」に該当する

3 定期自主検査 ★★☆

　定期自主検査について、次のように規定されています。
①対象設備は、局所排気装置やプッシュプル型換気装置
②**1年以内ごとに1回**、定期に一定の項目について**自主検査**を実施
③その記録を3年間保存

確認テスト 区分と設備

問題

(1) 第1種有機溶剤等を取り扱う作業場の見やすい場所に、有機溶剤の区分を黄色で表示している。

(2) 通風の不十分な場所で、第3種有機溶剤等を混合する作業を行うとき、作業場所に全体換気装置を設けたので、労働者に送気マスクも有機ガス用防毒マスクも使用させていない。

(3) 有機溶剤等を入れたことのあるタンクの内部での作業において、労働者に送気マスクを使用させ、局所排気装置も全体換気装置も設けなかった。

(4) 有機溶剤等を用いて塗装業務を行う作業場所に設けた囲い式フードのフード開口面における最少風速が毎秒0.5 mである。

(5) プッシュプル型換気装置の定期自主検査を行ったときは、その記録を3年間保存する。

解答解説

(1) ×　第1種有機溶剤等の区分には赤色を用いる。

(2) ×　設問の場合であれば、**3**設備（→ P.141）に該当する。全体換気装置を設けた場合は、送気マスクまたは有機ガス用防毒マスクも使用させなければならない。

(3) ○　設問の場合であれば、**4**設備の特例（→ P.142）に該当する。局所排気装置も全体換気装置も不要であるが、送気マスクは必要である。

(4) ○　囲い式フードのフード開口面における最小風速は、毎秒 0.4 m である。設問の場合、毎秒 0.5 m である。

(5) ○

その他

> **得点力UPアドバイス**
>
> ☑ **有機溶剤作業主任者**
>
> 　有機溶剤作業主任者は、第1種・第2種有機溶剤業務に限らず、**第3種有機溶剤業務であっても、選任が必要**な点に注目しましょう。
>
> ☑ **作業環境測定**
>
> 　作業環境測定は、**第1種・第2種有機溶剤業務に限定**されています。前述の作業主任者との違いを意識しながら覚えましょう。
>
> ☑ **掲示**
>
> 　掲示に関する出題としては、掲示する項目の数を問う問題が多くみられます。
>
> 　有機溶剤業務に従事する労働者の見やすい場所に、掲示しなければならない事項は、次の3項目であることに注目しましょう。
>
> ①有機溶剤の人体に及ぼす作用
> ②有機溶剤等の取り扱い上の注意事項
> ③有機溶剤による中毒が発生したときの応急処置

1 有機溶剤作業主任者　　　　　　　　　　　★☆☆

　有機溶剤作業主任者を有機溶剤作業主任者技能**講習修了者**の中から選任する必要があります。

2 作業環境測定　　　　　　　　　　　　　　★★★

　作業環境測定について、次のように規定されています。
①**第1種・第2種**有機溶剤業務を行う屋内作業場

②6月以内ごとに1回、定期に、有機溶剤の濃度を測定
③その都度記録して、3年間保存

3 特殊健康診断 ★★★

特殊健康診断の特徴は、次のとおりです。

対象者	常時従事する労働者で次の業務に従事する者 屋内作業場等の**第1種・第2種**有機溶剤業務 タンク等内部の**第3種**有機溶剤業務
検査時期	雇い入れの際 当該業務への配置替えの際 その後**6月以内**ごとに1回
主な項目	**尿中のたん白の有無の検査** 尿中の有機溶剤の代謝物の量の検査 貧血検査 **肝機能検査**
注意事項	有機溶剤等健康診断個人票を作成し、5年間保存 労働者に、遅滞なく、当該健康診断の結果を通知 所轄労働基準監督署長に、遅滞なく、有機溶剤等健康診断結果報告書を提出

4 掲示 ★★☆

次の事項を、作業中の労働者が容易に知ることができるように、見やすい場所に掲示する必要があります。

有機溶剤の**人体に及ぼす作用**
有機溶剤等の取り扱い上の注意事項
有機溶剤による中毒が発生したときの応急処置

5 空き容器の処理 ★☆☆

有機溶剤等を入れてあった空容器で有機溶剤の蒸気が発散するおそれのあるものの場合、容器を密閉するか、または容器を屋外の**一定の場所に集積**しておく必要があります。

確認テスト その他

問題

(1) 屋内作業場において、第3種有機溶剤等を用いて、製品の塗装作業を行わせるとき、有機溶剤作業主任者を選任していない。

(2) トルエンを取り扱う屋内作業場においては、作業環境測定が義務づけられている。

(3) 有機溶剤等を入れてあった空容器で有機溶剤の蒸気が発散するおそれのあるものの場合、屋外の一定の場所に集積しなければならない。

(4) 屋内作業場において、有機溶剤業務に従事する労働者の見やすい場所に掲示しなければならないのは、「取り扱い上の注意事項」と「中毒発生時の応急処置」の2項目のみである。

解答解説

(1) ×　第3種有機溶剤等を用いたとしても、有機溶剤作業主任者を選任しなければならない。

(2) ○　第1種・第2種有機溶剤等を取り扱う屋内作業場は、作業環境測定が義務づけられている。トルエンは第2種有機溶剤等である。

(3) ○

(4) ×　有機溶剤業務に従事する労働者の見やすい場所に、掲示しなければならないのは、2項目ではなく3項目である。設問の場合、「有機溶剤の人体に及ぼす作用」がない。

Ⅱ 諸法令
3 特定化学物質障害予防規則

総則

> **得点力UPアドバイス**
>
> ☑ **特定化学物質**
> ①**第1類物質**
> 　第1類物質は、安衛法の製造許可物質と同じです。再度確認しましょう。
> ②**物質名とその区分**
> 　区分に関する出題がみられます。第1類物質だけでなく第2類物質であるベンゼン、ホルムアルデヒドなどは頻出します。

総　則

1 特定化学物質　　　　　　　　　　　　　　　　★☆☆

　がん、皮膚炎、神経障害などを発生させるおそれのある化学物質を特定化学物質として、規定し、さまざまな規制をしています。

2 区分　　　　　　　　　　　　　　　　　　　　★★★

　特定化学物質は大きく3種類に分類されています。区分とその物質名（代表例）は、次のとおりです。

区分	物質名
第1類物質	ジクロルベンジジン、アルファ - ナフチルアミンなどの**製造許可物質**
第2類物質	アルキル水銀化合物、塩化ビニル、塩素、カドミウム化合物、シアン化合物、臭化メチル、**ニッケル化合物**、砒素、弗化水素、オーラミン、石綿、**クロム酸**、**コールタール**、**ベンゼン**、硫酸ジメチル、**ホルムアルデヒド**、ペンタクロルフェノール、硫化水素など
第3類物質	アンモニア、塩化水素、フェノール、硫酸など

3 特定化学設備 ★☆☆

特定化学設備とは、特定第2類物質（塩化ビニル、塩素、臭化メチル、弗化水素、ベンゼン、硫化水素など）または第3類物質を製造し、または取り扱う設備で、移動式以外のもののことをいいます。

局所排気装置等

1 局所排気装置 ★★☆

①局所排気装置とプッシュプル型換気装置の共通要件

局所排気装置やプッシュプル型換気装置は、次の要件に適合させる必要があります。

ダクト	長さができるだけ短く、ベンドの数が**できるだけ少なく**、かつ、適当な箇所に掃除口が設けられている等、掃除しやすい構造のものであること
ファン	除じんまたは排ガス**処理をした後**の空気が通る位置に設けられていること ただし、吸引されたガス、蒸気または粉じんによる爆発のおそれがなく、かつ、ファンの腐食のおそれがないときは、上記の位置に設ける必要はない
排気口	屋外に設けられていること
その他	厚生労働大臣が定める性能を有するものであること

②局所排気装置の要件

次の事項は、局所排気装置だけに課せられている要件です。

フード	第1類物質または第2類物質のガス、蒸気、粉じんの発散源ごとに設けられていること
外付け式またはレシーバ式	発散源ごとに設けるだけでなく、発散源に**できるだけ近い位置**に設けられていること

③用後処理

特定化学物質のガス、蒸気または粉じんが局所排気装置、生産設備等から排出された場合、次のことが考えられます。

a. 作業場の再汚染だけでなく近隣の汚染

b. 排液による有害なガス等の発生または地下水等の汚染

このような状況にならないようにするために、有効な処理装置等を附設するように規定されています。

用後処理	物質	方式
除じん	第1類・第2類物質の粉じんなど	**粒径に応じた除じん方式**
排ガス処理	弗化水素、硫化水素など	物質に応じた処理方式
排液処理	アルキル水銀化合物、シアン化合物、硝酸、ペンタクロルフェノール（PCP）、硫酸など	
残さい物の処理	**アルキル水銀化合物**	除毒した後、廃棄

2 立入禁止　★☆☆

第1類物質または**第2類物質**を製造し、取り扱う作業場では、関係者以外の者が立ち入ることを禁止し、かつ、その旨を見やすい箇所に表示しなければなりません。

定期自主検査等

> **得点力UPアドバイス**
>
> ☑ **定期自主検査**
> 定期自主検査の実施時期の違いをよく確認しましょう。
>
> ☑ **特定化学物質と各種規定**
> 規定されているものが、第1類・第2類物質に限定されているのか、第3類物質も含まれているのかを確実に押さえましょう。
>
> | | 第1類 | 第2類 | 第3類 |
> | --- | --- | --- | --- |
> | 作業主任者 | 必要 | 必要 | 必要 |
> | 定期自主検査 | 必要 | 必要 | 必要 |
> | 作業環境測定 | 必要 | 必要 | 不要 |
> | 特殊健康診断 | 必要 | 必要 | 不要 |

1 定期自主検査　★★★

装置によって、検査の時期が違います。

実施時期	装置	記録の保存
1年以内ごと	局所排気装置 プッシュプル型換気装置 除じん装置 排ガス処理装置 排液処理装置	3年間
2年以内ごと	**特定化学設備**またはその附属設備	

2 作業環境測定　★★★

作業環境測定について、次のように規定されています。

対象業務	第1類・第2類物質(石綿等を除く)を製造し、または取り扱う業務
時期	6月以内ごとに1回 空気中における第1類・第2類物質の濃度を測定
保存期間	その都度記録して、3年間保存 ただし、ホルムアルデヒド、砒素、塩化ビニルなどの特別管理物質は、30年間保存

3 特定化学物質作業主任者　　　　　　　　　★★☆

特定化学物質の製造や、取り扱いの作業については、特定化学物質および四アルキル鉛等作業主任者技能**講習修了者**のうちから、特定化学物質作業主任者を選任する必要があります。

職務には、局所排気装置等を**1月を超えない期間**ごとに**点検**するというものがあります。

4 特殊健康診断　　　　　　　　　　　　　　★★☆

特殊健康診断の特徴は、次のとおりです。

対象者	常時従事する労働者で次の業務に従事する者 **第1類・第2類物質**(石綿等または試験研究用の製造業務を除く)を製造し、または取り扱う業務
検査時期	雇い入れの際 当該業務への配置替えの際 その後**6月以内ごとに1回**
注意事項	特定化学物質健康診断個人票を作成し、5年間保存 ただし、特別管理物質にかかる特定化学物質健康診断個人票は、30年間保存 労働者に、遅滞なく、当該健康診断の結果を通知 所轄労働基準監督署長に、遅滞なく、特定化学物質健康診断結果報告書を提出

確認テスト 特定化学物質障害予防規則

問題

(1) 排ガス処理装置については、1年以内ごとに1回、定期に、所定事項について自主検査を行わなければならない。

(2) 第1類物質または第2類物質を取り扱う屋内作業場については、6月以内ごとに1回、定期に、当該物質の空気中の濃度を測定しなければならない。

(3) 特定化学物質作業主任者は、局所排気装置等を1月を超えない期間ごとに点検する必要がある。

(4) 第1類物質または第2類物質を製造し、または取り扱う業務に常時従事する労働者に対しては、1年以内ごとに1回、定期に、医師による特別の項目についての健康診断を行わなければならない。

解答解説

(1) ○ 除じん装置、排ガス処理装置および排液処理装置については、1年以内ごとに1回、定期に、所定事項について自主検査を行わなければならない。

(2) ○

(3) ○

(4) × 6月以内ごとに1回、定期に、医師による特別の項目についての健康診断を実施しなければならない。

II 諸法令
4 酸素欠乏症等防止規則

総則

> **得点力UPアドバイス**
>
> ☑ **用語**
>
> 用語を覚えることが酸素欠乏症等防止規則（酸欠則）攻略の近道です。
>
> ①気中濃度
>
> 酸素欠乏や酸素欠乏症等の数値である **18%** や **100万分の10（10ppm）** は重要です。しっかりと覚えましょう。
>
> ②酸素欠乏危険作業場所
>
> 酸素欠乏危険作業に該当する作業場は、非常によく出題されます。
>
> 酸素濃度が18%以上であったり、硫化水素濃度が100万分の10以下であっても、酸素欠乏危険作業場所に該当することに注目しましょう。

1 用語　　　　　　　　　　　　　　★★★

①酸素欠乏症等

硫化水素中毒と**酸素欠乏症**のことを酸素欠乏症等といいます。

酸素欠乏症等は、致死率が高く非常に危険なものですが、管理さえ怠らなければ、防ぐことができます。この防止策が酸欠則です。

a. 酸素欠乏症

私たちは、酸素を体内に取り込んで生きています。この酸素が薄い状況になると次の表に示す症状（酸素欠乏症）があらわれます。

気中濃度	症状など
21%	通常の空気の状態
18%	安全限界であるが連続換気が必要
16%	頭痛、吐き気
12%	めまい、筋力低下
8%	失神こん倒、7〜8分以内に死亡
6%	瞬時にこん倒、呼吸停止、死亡

b. 硫化水素中毒

　硫化水素は、火山や温泉など自然界での発生のほか、石油精製工場やパルプ工場や下水などでも発生します。

　眼の粘膜刺激の下限は、硫化水素の気中濃度が100万分の10（10ppm）を超える状態であると一般的にいわれています。

　また、学会等においても、この気中濃度以下に保つことが必要であるとされているため、酸欠則でも硫化水素の濃度を10ppm以下に規定しています。

気中濃度	症状など
5ppm程度	不快臭（腐卵臭）
10ppm	許容濃度（眼の粘膜刺激の下限界）
20ppm	気管支炎、肺炎、肺水腫
350ppm	生命の危険
700ppm	呼吸麻ひ、こん倒、呼吸停止、死亡

②酸素欠乏

　空気中の酸素の濃度が**18％未満**である状態のことをいいます。

③酸素欠乏等

　②の状態または空気中の硫化水素の濃度が**100万分の10（10ppm）**を超える状態のことをいいます。

④酸素欠乏危険作業

　第1種酸素欠乏危険作業と第2種酸素欠乏危険作業のことをいいます。

a. 第1種酸素欠乏危険作業

　酸素欠乏危険作業のうち、第2種酸素欠乏危険作業以外の作業のことをいいます。主な作業場は次のとおりです。

長期間使用されていない井戸等の内部
ケーブルやガス管その他給水管など地下に敷設される物を収容するための暗きょ、マンホールまたはピット（たて坑）の内部
石炭、**鋼材**、**くず鉄**、原木、チップ、魚油その他空気中の酸素を吸収する物質を入れてあるタンク、**船倉**、ホッパーその他の貯蔵施設の内部
もみや豆、とうもろこしなどの穀物もしくは飼料の貯蔵、**バナナ**などの果菜の熟成、もやしなどの種子の発芽またはきのこ類の栽培のために使用している**サイロ**、**むろ**、**倉庫**、**船倉**またはピットの内部
しょうゆ、**酒類**、もろみ、酵母その他ワイン原料のぶどうなどの発酵する物を入れてあり、または入れたことのあるタンク、**むろ**または**醸造槽の内部**
ドライアイスを使用して冷蔵、冷凍または水セメントのあく抜きを行っている**冷蔵庫**、冷凍庫、保冷貨車、保冷貨物自動車、船倉または冷凍コンテナーの内部
ヘリウム、アルゴン、窒素、フロン、炭酸ガスその他不活性の気体を入れてあり、または入れたことのあるボイラー、タンク、反応塔、船倉その他の施設の内部

b. 第2種酸素欠乏危険作業

　酸素欠乏危険場所のうち、酸素欠乏症にかかるおそれおよび硫化水素中毒にかかるおそれのある場所での作業のことをいいます。主な作業場は次のとおりです。

海水が滞留しており、もしくは滞留したことのある熱交換器等の内部または海水を相当期間入れてあり、もしくは入れたことのある熱交換器等の内部
し尿、腐泥、**汚水**、パルプ液その他パルプ排液などの腐敗し、または分解しやすい物質を入れてあり、または入れたことのあるタンク、船倉、**槽**、**管**、暗きょ、**マンホール**、溝またはピットの内部

確認テスト 総則

問題

(1) 酸素欠乏とは、空気中の酸素の濃度が18％未満である状態のことである。

(2) 空気中の酸素の濃度が18％以上である汚水層内は、酸素欠乏危険場所には該当しない。

(3) くず鉄が積み込まれている船倉内は、酸素濃度が20％であれば、酸素欠乏危険場所には該当しない。

解答解説

(1) ○
(2) ×　汚水槽内は、空気中の酸素の濃度が18％以上であっても、酸素欠乏危険場所に該当する。
(3) ×　くず鉄が積み込まれている船倉内は、酸素の濃度が20％であっても、酸素欠乏危険場所に該当する。

一般的防止措置

> **得点力UPアドバイス**
>
> ☑ **作業環境測定**
>
> 　測定の時期に注目しましょう。酸欠則に規定されている作業環境測定は、他の有害業務とは大きく異なり、**「その日の作業を開始する前」**です。
>
> ☑ **換気**
>
> 　換気に関する出題では、酸素濃度や硫化水素濃度の数値に関する問題と純酸素の使用禁止に関する問題に集中しています。

1 作業環境測定　　　　　　　　　　　　　　★☆☆

　酸素欠乏症等は、致死率が高く非常に危険なものですので、**その日の作業を開始する前**に作業環境にあわせた空気中の濃度を測定する必要があります。

時期		その日の作業を開始する前
測定項目	第1種	酸素濃度
	第2種	酸素濃度 硫化水素濃度

2 換気　　　　　　　　　　　　　　　　　　★★☆

　酸素欠乏危険作業に労働者を従事させる場合は、作業環境にあわせた換気を行う必要があります。

第1種	酸素濃度を18%以上に保つ
第2種	酸素濃度を18%以上、かつ、硫化水素濃度を100万分の10以下に保つ
注意事項	純酸素を使用してはならない 爆発、酸化等を防止するため換気することができない場合または作業の性質上換気することが著しく困難な場合は、換気を行わなくてもよい

3 人員の点検　　　　　　　　　　　　★☆☆

　労働者に従事させるときは、入場や退場のときに、労働者が作業場に取り残されることのないように**人員を点検**する必要があります。このとき、単に人数を数えるだけでなく、労働者個々の入退場について確認することが大切です。

4 立入禁止　　　　　　　　　　　　★☆☆

　酸素欠乏危険場所またはこれに隣接する場所で作業を行う場合は、次の２つの措置をすべて行う必要があります。

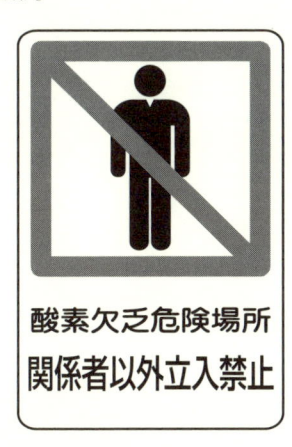

① 酸素欠乏危険作業に従事する労働者以外の労働者が酸素欠乏危険場所に**立ち入ることを禁止**
② その旨を見やすい箇所に表示

酸素欠乏危険場所標識例

5 酸素欠乏危険作業主任者　　　　　　　　★☆☆

　酸素欠乏危険作業主任者に必要な講習は、2種類あります。それぞれの作業環境にあわせた講習が必要です。

第1種	次のうち、いずれか 酸素欠乏危険作業主任者技能講習 酸素欠乏・硫化水素危険作業主任者技能講習
第2種	酸素欠乏・硫化水素危険作業主任者技能講習

6 特別の教育　　　　　　　　　　　　　★☆☆

　酸素欠乏危険作業にかかる業務に労働者を就かせるときは、当該労働者に対し、特別の教育を行う必要があります。

7 冷凍室にかかる措置　　　　　　　　　★☆☆

　冷蔵室、冷凍庫、むろなどの設備の内部で労働者を従事させる場合は、閉じ込められて酸素欠乏症にかかることを防止するため、労働者が作業している間、**出入口の扉やふたが、しまらないようにする必要があります**。ただし、内部から簡単に開けられる場合は、上記の措置は、必要ありません。

8 溶接にかかる措置　　　　　　　　　　★☆☆

　タンク、ボイラーの内部など通風が不十分な場所で、アルゴン、炭酸ガスまたはヘリウムを使用して行う溶接の作業では、これらのガスが内部に充満することにより酸素欠乏症が発生するおそれがあります。

　このような場所で労働者を従事させるときは、次のいずれかの措置が必要です。

①作業場所の酸素濃度を18％以上に保つように換気
②労働者に送気マスク等を使用させる

確認テスト 一般的防止措置

問題

(1) 第1種酸素欠乏危険作業を行う場所では、事業者は、1日1回、作業中に、当該作業場における空気中の酸素および硫化水素の濃度を測定しなければならない。

(2) 第2種酸素欠乏危険作業に労働者を従事させるときは、当該作業を行う場所の空気中の酸素濃度を18％以上、かつ、硫化水素濃度を100万分の50以下に保つように換気しなければならない。

(3) 酸素欠乏危険場所の換気をするときは、純酸素を使用してはならない。

解答解説

(1) ×　第1種酸素欠乏危険作業に労働者を従事させるときは、その日の作業を開始する前に空気中の酸素の濃度の測定を行わなければならない。設問のように硫化水素の濃度についても測定しなければならないのは、第2種酸素欠乏危険場所である。

(2) ×　第2種酸素欠乏危険作業に労働者を従事させる場合は、空気中の酸素の濃度を18％以上、かつ、硫化水素の濃度を100万分の10以下に保つように換気しなければならない。

(3) ○

II 諸法令

5 労働基準法

就業制限

得点力UPアドバイス

☑ **時間外労働の2時間制限**

時間外労働について2時間制限のある業務は、安衛法の衛生管理者の専任や産業医の専属などを学習する際にも重要な箇所です。しっかりと確認しましょう。

☑ **女性の就業制限**

次の2つの業務は、すべての女性労働者の就業が制限されている業務です。確実に覚えましょう。
①重量物を取り扱う業務
②鉛、水銀、クロム、砒素その他これらに準ずる**有害物のガス、蒸気または粉じんを発散する場所**における業務

法定労働時間外労働の就業制限

■ 36協定と法定労働時間外の労働　★★★

36協定を締結すると、本来行ってはならない時間外、休日労働を行わせたとしても違法性を問われることはありません。しかし、違法性が問われないからといって、無限に働かせることはできません。

時間外労働の上限時間の基準は、告示によって定められています。特に有害業務の場合は、**時間外労働の上限時間が1日2時間以内**と法定されています。

この2時間制限のある業務は、次のとおりです。

坑内労働
多量の**高熱物体**を取り扱う業務および著しく**暑熱**な場所における業務
多量の**低温物体**を取り扱う業務および著しく**寒冷**な場所における業務
有害放射線にさらされる業務
土石、獣毛等のじんあいまたは**粉末を著しく飛散**する場所における業務
異常気圧下における業務
身体に著しい振動を与える業務
重量物の取り扱い等重激なる業務
強烈な騒音を発する場所における業務
鉛、水銀、クロム、砒素、黄りん、弗素、塩素、塩酸、硝酸、亜硫酸、硫酸、一酸化炭素、二硫化炭素、青酸、ベンゼン、アニリン、その他これに準ずる**有害物の粉じん、蒸気またはガスを発散する場所における業務**

女性の就業制限

1 坑内労働の禁止　　　　　　　　　　★★☆

　坑内労働は、ガス爆発や落盤などの事故や高温、粉じんなどの環境下での作業であるため、危険を伴う重労働です。

　このような危険で有害な労働は、女性労働者には適さないとの判断から原則禁止とされてきました。

　しかし、施工技術が進歩し、安全衛生技術も向上してきたことなどから、労基法が改正され、一部業務を除き解禁となりました。

　ただし、妊娠中の女性および坑内業務に従事しない旨を使用者に申し出た産後1年を経過しない女性については、坑内で行われるすべての業務に就かせることができません。

妊婦※	坑内で行われるすべての業務の就業を禁止
事業主に申し出た産婦※	

※産婦とは、産後1年を経過しない女性のことをいいます。

2 妊産婦等に対する就業制限 ★★★

母性保護の観点から妊娠、出産、ほ育等に有害な業務に就かせることを禁止する規定です。主な禁止業務について、まとめたものが次の表です。

妊産婦に対する禁止業務		注意事項
重量物を取り扱う業務	断続30kg	妊産婦※を含むすべての女性で禁止
	継続20kg	
鉛、水銀、クロム、砒素、黄りん、弗素、塩素、シアン化水素、アニリンその他これらに準ずる**有害物のガス、蒸気または粉じんを発散する場所における業務**		
さく岩機、びょう打機等身体に著しい振動を与える機械器具を用いて行う業務		これを含む上記2つの業務については、産婦の申し出がなくても禁止
多量の高熱物体を取り扱う業務		産婦は、申し出があったら禁止
著しく暑熱な場所における業務		
多量の低温物体を取り扱う業務		
著しく寒冷な場所における業務		
異常気圧下における業務		

※妊産婦とは、妊婦および産婦のことをいいます。

確認テスト 就業制限

> 問 題

(1) 時間外労働に関する協定を締結し、これを行政官庁に届け出る場合において、労働時間の延長が1日2時間以内に制限されない業務は○、制限される業務は×として答えよ。

① 重量物の取り扱い等重激なる業務

② 著しく精神的な緊張を伴う業務

③ 病原体によって汚染のおそれが著しい業務

④ ボイラー製造等強烈な騒音を発する場所における業務

(2) 鉛、水銀、クロム、砒素その他これらに準ずる有害物のガス、蒸気または粉じんを発散する場所における業務は、すべての女性労働者について、就業が禁止されている。

(3) 土石、獣毛等のじんあいまたは粉末を著しく飛散する場所における業務は、すべての女性労働者について、就業が禁止されている。

(4) 継続的に重量20kg以上の重量物を取り扱う業務は、すべての女性労働者について、就業が禁止されている。

> **解答解説**

(1) ① × 重量物の取り扱い等重激なる業務は、1日2時間を超えて労働時間を延長することができない。
    ② ○ 著しく精神的な緊張を伴う業務は、1日2時間を超えて労働時間を延長することができる。
    ③ ○ 病原体によって汚染のおそれが著しい業務は、1日2時間を超えて労働時間を延長することができる。
    ④ × ボイラー製造等強烈な騒音を発する場所における業務は、1日2時間を超えて労働時間を延長することができない。

(2) ○

(3) × 土石、獣毛等のじんあいまたは粉末を著しく飛散する場所における業務は、妊産婦も含め満18歳以上の女性労働者については禁止されていない。

(4) ○

4章

労働衛生（有害業務）

Ⅰ 職業性疾病

Ⅱ 作業環境管理

Ⅲ その他

I 職業性疾病

1 有害作業場による疾病①

じん肺とがん

> **得点力UPアドバイス**
>
> ☑ **じん肺**
> じん肺は、炭素や金属の粉じんからも発症します。
> 金属粉じんが、けい肺の原因物質であるか否かといった問題が多くみられます。**けい肺の原因物質は遊離けい酸**です。
>
> ☑ **がん**
> がんの原因物質は、非常に多くの種類があります。この中では特に、ベンゼン、コールタールに関する病名を確認しましょう。

有害化学物質によるもの

1 化学物質の有害性 ★☆☆

有害化学物質とは、中毒やがんなどの健康障害を生ずるおそれがある物質のことをいいます。ここでは、有害化学物質による職業性疾病について説明します。はじめは、重篤な職業病であるじん肺とがんについて、次に、金属、有機溶剤などの中で代表的な物質と職業性疾病の症状との関係についてです。

じん肺とがん

1 じん肺 ★★☆

①じん肺

じん肺とは、粉じんを吸入することにより発症する職業病のことをいいます。

じん肺名	けい肺、石綿肺、アルミニウム肺など
原因物質	**遊離けい酸**、けい酸化合物（石綿など）炭素、酸化鉄（アーク溶接でのヒュームなど）、アルミニウム、ベリリウム、鉛
特徴	粉じんを吸い続けると、肺内で線（繊）維増殖が起こり、肺がニカワのように固くなって呼吸が困難になる
	一度り患すると治らない

②木材粉じん

米杉、ラワンなどの木材粉じんは、体質によっては、**ぜんそく**を起こすことがあります。

2 がん ★★☆

職業がんは、発症まで潜伏期間が長いという特徴があります。

主な物質と職業がんの関係は、次のとおりです。

物質名	職業がん
ベンジジン	尿路系腫瘍
ベータ-ナフチルアミン	
四-アミノジフェニル	
四-ニトロジフェニル	
オーラミン	
マゼンダ	
ベンゼン	白血病
電離放射線	**白血病**、肺がん、**皮膚がん**、骨肉腫、甲状腺がん
ビス（クロロメチル）エーテル	肺がん
ベンゾトリクロリド	
コークス	
石綿	肺がん、**中皮腫**
クロム酸、重クロム酸	**肺がん、上気道のがん**
ニッケル	
砒素	肺がん、**皮膚がん**
すす、鉱物油、**コールタール**、ピッチ、アスファルト、パラフィン	**皮膚がん**
塩化ビニル	肝血管肉腫

確認テスト じん肺とがん

問題

(1) じん肺は、粉じんを吸入することによって肺内に生じる線（繊）維増殖性変化を主体とする疾病である。

(2) けい肺は、鉄、鉛などの金属粉じんにより生じるじん肺で、胸部にけい肺結節という線維性の結節が形成される。

(3) 米杉、ラワンなどの木材粉じんを吸入することにより、ぜんそくが起こることがある。

(4) 金属水銀の蒸気を吸入することにより肝がんを起こすことがある。

(5) 石綿粉じんにより、肺がんや中皮種という悪性腫瘍を起こすおそれがある。

(6) クロム酸のミストにより、肺がんや上気道のがんを起こすことがある。

解答解説

(1) ◯
(2) ×　けい肺は、遊離けい酸を吸入することにより発症するじん肺のことである。
(3) ◯
(4) ×　金属水銀の蒸気を吸入すると、食欲不振、頭痛、全身倦怠、手指のふるえ、感情不安定などを起こすことがある。
(5) ◯
(6) ◯

金属とガスによるもの

> **得点力UPアドバイス**
>
> ☑ **金属による職業性疾病**
> 各金属と職業性疾病の症状をしっかり結びつけて覚えましょう。
> ☑ **窒息性ガス**
> 窒息性ガスは、ガス交換を阻害する性質をもつため、**それ自体に有害性があります。**

1 金属による職業性疾病 ★★★

金属は、包丁やフライパンなどの調理器具から、めっき、電池、なめしに至るまで、私たちの身近にある数多くの製品に使用されています。

このように、日常生活に欠かすことのできない金属ですが、人体に重大な影響を及ぼすおそれがあるため、取り扱いには注意が必要です。

次の表は、代表的な金属とその中毒症状について、まとめたものです。

金属名	中毒症状
カドミウム	気道・肺障害(上気道炎、肺炎、**肺気腫**)、**腎障害**、骨軟化、**門歯・犬歯の黄色環**
クロム	**皮膚障害(クロムホール)**、気道・肺障害(上気道炎、肺炎)、**鼻中隔穿孔**、嗅覚障害、**肺がん、上気道のがん**
水銀	自覚症状(頭痛、めまい、おう吐)、神経障害(ふるえ、**歩行障害**)、精神障害(焦燥感、記憶減退、不眠)、口腔粘膜障害、腎障害
鉛	自覚症状、**貧血**、**末梢神経障害**、**腹部の疝痛**
砒素	皮膚障害(**角化症、黒皮症、色素脱失**)、気道障害、鼻中隔穿孔、**末梢神経障害、肝障害、肺がん、皮膚がん**
マンガン	自覚症状、神経障害(言語障害、**筋のこわばり、ふるえ、歩行困難**)
亜鉛、鉛などのヒューム	金属熱(悪寒、発熱、頭痛、筋と関節の痛み等インフルエンザのような症状)

2 ガスによるもの ★★☆

①窒息性ガス

　窒息性ガスとは、血液と細胞組織との間で行われる酸素と二酸化炭素とのガス交換を阻害することによって、酸素欠乏状態にさせてしまう有害性のあるガスのことをいいます。代表例とその中毒症状は、次のとおりです。

物質名	中毒症状	その他
一酸化炭素	自覚症状（頭痛、めまい、おう吐等）、意識障害（こん睡等）、精神障害（記憶減退、性格変化、幻覚等）、運動失調、神経障害（視覚障害、色視野障害等）	物が不完全燃焼したときに発生 一酸化炭素濃度0.3%（3000ppm）程度の場合、3分程度で死亡
シアン化水素	自覚症状、呼吸困難、呼吸停止、意識喪失、けいれん	めっきなどで使用 気道のみならず、**皮膚からも吸収**され、細胞内の呼吸障害を起こす
硫化水素	自覚症状、前眼部障害（結膜炎、角膜炎等）、気道・肺障害、呼吸中枢機能停止	硫黄鉱山、下水道で発生 腐卵臭

②刺激性ガス

　刺激性ガスとは、皮膚や粘膜などに作用する有害性のあるガスのことをいいます。代表例とその中毒症状は次のとおりです。

物質名	中毒症状	その他
弗化水素	皮膚障害、前眼部障害（結膜炎、角膜炎等）、気道・肺障害	ガラスのつや消し、フロンガスの原料
塩素	皮膚障害、前眼部障害、気道・肺障害、歯牙酸蝕	消毒液、漂白剤
二酸化窒素	前眼部障害、気道・肺障害	自動車の排ガスなどに含まれ、光化学スモッグの原因物質の一つ

確認テスト　金属とガスによるもの

問題

(1) マンガン中毒の症状には鼻中隔穿孔がある。

(2) 鉛中毒の特徴的な症状には、貧血、末梢神経障害、腹部の疝痛などがある。

(3) カドミウムによる急性中毒では上気道炎や肺炎、慢性中毒では肺気腫や腎障害がみられる。

(4) クロムの慢性中毒の症状には、皮膚の黒皮症や角化症、末梢神経障害がある。

(5) 一酸化炭素の急性中毒で高濃度のばく露の場合、生命の危険が大きい。

(6) シアン化水素は、気道だけでなく皮膚からも吸収され、細胞内の呼吸の障害を起こす。

(7) 一酸化炭素や硫化水素はそれ自体に有害性はないが、空気中の酸素濃度を減少させることによる酸素欠乏症を起こす。

> **解答解説**

(1) ×　マンガン中毒では、筋のこわばり、ふるえ、歩行困難などの神経症状がみられる。

(2) ○

(3) ○

(4) ×　設問は、砒素に関する説明である。クロムによる慢性中毒には、鼻中隔穿孔、皮膚障害、肺がんなどがある。

(5) ○

(6) ○

(7) ×　一酸化炭素や硫化水素は、それ自体に有害性のある窒息性ガスである。

有機溶剤によるもの

> **得点力UPアドバイス**
>
> ☑ **有機溶剤**
>
> 　有機溶剤からの出題は、一般的な性質に関するものと各種有機溶剤の症状に関するものとが、多くみられます。
> 　出題頻度としては、一般的な性質の方が高い傾向にあります。

❶ 有機溶剤　　　　　　　　　　　　　　　　　　★★☆

　有機溶剤は、塗料、印刷インキ、接着剤、ペイント剥離、金属洗浄などに幅広く利用されています。

①一般的な性質

揮発性が高い
脂肪を溶かしやすい
蒸気は、一般に**空気より重い**
皮膚、粘膜の刺激作用がある
通毒性として、中枢神経系の麻酔作用がある
呼吸器から人体に吸収されることが多いが、皮膚から吸収されるものもある

②各種有機溶剤とその症状

物質名	症状
トリクロルエチレン	自覚症状(頭痛、めまい、おう吐等)、中枢神経系抑制、前眼部障害、気道・肺障害、視神経障害、末梢神経障害、**肝障害**
二硫化炭素	精神障害(躁うつ等)、意識障害、末梢神経障害、**網膜細動脈瘤**、腎障害
酢酸メチル	中枢神経系抑制、**視神経障害**、気道障害
トルエン	**自覚症状**(頭痛、めまい、おう吐等)、中枢神経系抑制
ノルマルヘキサン	**多発性神経炎**を伴う末梢神経障害
メタノール	自覚症状(頭痛、めまい、おう吐等)、中枢神経系抑制、視神経障害、前眼部障害、気道・肺障害

確認テスト 有機溶剤によるもの

問題

(1) 有機溶剤の一般的性質に関する次の記述のうち、正しいものは○、誤っているものは×として答えよ。
① 脂肪を溶かしやすい。
② 一般に蒸気は、空気より軽い。
③ 有機溶剤は、揮発性が高いので呼吸器から体内に吸収されやすいが、皮膚から吸収されることはない。

(2) トルエンは、網膜細動脈瘤を伴う脳血管障害を発症することがある。

(3) ノルマルヘキサンは、多発性神経炎を発症することがある。

(4) 酢酸メチルは、視神経障害を発症することがある。

解答解説

(1) ① ○
② × 蒸気は、一般に空気より重い。
③ × 呼吸器から人体に吸収されることが多く、皮膚から吸収されるものもある。
(2) × トルエンは、自覚症状（頭痛、めまい、おう吐等）、中枢神経系抑制を発症することがある。
(3) ○ ノルマルヘキサンは、多発性神経炎を伴う末梢神経障害を発症することがある。
(4) ○

Ⅰ 職業性疾病

2 有害作業場による疾病②

高温および低温

> **得点力UPアドバイス**
>
> ☑ **高温**
>   熱中症の定義についての出題が多くみられます。熱中症の定義をしっかりと覚えましょう。
>
> ☑ **低温**
>   凍傷の定義についての出題が多くみられます。凍傷(とうしょう)と凍瘡(とうそう)は発音が似ていますが、定義を覚えて惑わされないようにしましょう。

有害エネルギーによるもの

1 有害エネルギー ★☆☆

　有害エネルギーとは、高温、著しい騒音、電離放射線などのエネルギーで、人体に有害なものをいいます。
　ここでは、高温、低温、非電離放射線、電離放射線についてみていきます。

高温および低温

1 高温 ★★☆

　夏場の屋外作業や炉の前の作業など、高温な状態の作業環境では、熱中症に対する注意が必要です。
　熱中症とは、高温環境への適応ができず、あるいは許容の限界を超えた場合に発症する**障害の総称**のことをいいます。
　症状などにより、熱虚脱、熱けいれん、熱疲はい、熱射病に分類

されます（→ P.106）。

2 低温 ★☆☆

寒冷な環境での屋外作業、多量の液体空気やドライアイス等を取り扱う業務、冷蔵庫、冷凍庫等の内部に出入する作業などで、注意が必要な職業性疾病は次のとおりです。

名称	特徴
凍傷	0℃以下の寒冷のため末梢血管などの組織が**凍結壊死**すること
凍瘡	いわゆる「**しもやけ**」のこと 0℃以上の低温・湿潤環境下で発生する
低体温症	低温下の作業で、全身が冷やされ体内温度が低下したとき、発生することがある 意識消失、筋の硬直などの症状を示す

確認テスト 高温および低温

問題

(1) 熱中症とは、高温環境下で発生する障害の総称で、金属熱はその1つである。

(2) 凍傷とは、0℃以下の寒冷を原因とする組織の凍結壊死をいう。

解答解説

(1) ×　金属熱とは、亜鉛や銅のヒュームを吸入すると、労働者の体質によっては、高熱を発するものである。熱中症には、含まれない。

(2) ○

非電離放射線と電離放射線

得点力UPアドバイス

☑ **非電離放射線**

　非電離放射線の出題頻度は、非常に高いです。さまざまな形式で出題されますが、まずは、基本事項をしっかりと覚えましょう。

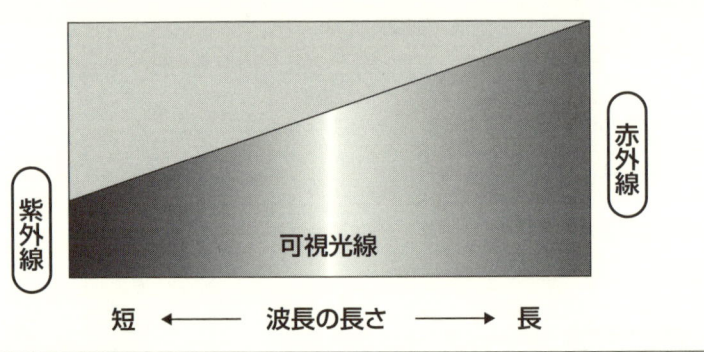

紫外線　可視光線　赤外線
短 ←　波長の長さ　→ 長

1 非電離放射線　★★☆

　非電離放射線とは、可視光線、紫外線の一部、赤外線、テレビ・ラジオ等の電波などの電磁波のことをいいます。

　主な、非電離放射線とその特徴は、次のとおりです。

①可視光線

　可視光線とは、人間の目で見える波長（光線）のことをいいます。

②紫外線

　紫外線とは、可視光線より**波長が短い電磁波**のことをいいます。

業務	アーク溶接、殺菌、検査など
職業性疾病	電光性眼炎、皮膚がんなど

③赤外線

　赤外線とは、可視光線より**波長が長い**電磁波のことをいい、熱線とも呼ばれています。

業務	製鉄やガラス等の炉前作業などの高熱物体取り扱い作業、赤外線乾燥作業、アーク溶接など
職業性疾病	**白内障**、**網膜火傷**など

④レーザー光線

　レーザー光線とは、特殊な装置を用いて人工的につくる電磁波のことをいいます。レーザー光線は、**単一波長**で、**強い指向性**をもつ点で一般の光線と異なる特徴があります。

業務	通信、測定など
職業性疾病	**網膜火傷**、熱凝固、炭化など

⑤マイクロ波

　マイクロ波とは、**赤外線よりさらに波長の長い**電磁波のことをいい、極超短波とも呼ばれています。

業務	木材、プラスチックなどの加工、通信、医療など
職業性疾病	**白内障**、組織壊死など

2 電離放射線　★☆☆

　電離放射線とは、**ガンマ線**や**エックス線**などの電磁波のことをいいます。発がんや突然変異などの顕著な生体作用を及ぼすことがあります。

業務	核燃料などの取り扱い、工業用、医療用検査など
職業性疾病	**白内障**、**再生不良性貧血**等の**造血器障害**、**白血病**、**肺がん**など

確認テスト　非電離放射線と電離放射線

問題

(1) アーク溶接作業を行う場合、紫外線により、電光性眼炎を起こすことがある。

(2) 強烈な紫外線は、眼の網膜や角膜に吸収されて急性炎症（電光性眼炎）が発生することがある。

(3) 赤外線が眼に及ぼす障害として、電光性眼炎がある。

(4) ガラス加工作業や炉前作業では、赤外線により、白内障を起こすことがある。

(5) 可視光線より波長の長い電磁波である赤外線は、熱線とも呼ばれる。

(6) 紫外線よりさらに波長の短い電磁波であるマイクロ波は、紫外線と同様の障害を起こす。

(7) 複雑な波長をもつ光線であるレーザー光線は、物体への透過力が強く、電離作用をもつ。

(8) エックス線やガンマ線の被ばくによって、発がんや遺伝的影響が生じるおそれがある。

(9) 電離放射線に被ばくすることによって、白血病が起こることがある。

解答解説

(1) ◯

(2) ◯

(3) ×　赤外線が眼に及ぼす障害として、白内障がある。電光性眼炎は、紫外線によるものである。

(4) ◯　赤外線は、白内障を起こすことがある。

(5) ◯

(6) ×　マイクロ波は、赤外線よりさらに波長の長い電磁波であり、赤外線と同様の障害を起こすことがある。

(7) ×　レーザー光線とは、赤外域から紫外域の領域で位相のそろった指向性の強い単一波長を有する高エネルギーの電磁波のことをいう。複雑な波長をもつ光線ではない。また、後半部分の物体への透過力が強く、電離作用をもつという特徴は、電離放射線についての説明である。

(8) ◯

(9) ◯

その他の有害エネルギー

得点力UPアドバイス

☑ **騒音**

騒音性難聴の特徴に関する出題が多くみられます。しっかりと覚えましょう。

☑ **振動**

レイノー現象の発生時期に関する出題が多くみられます。**冬期に発生しやすい**ということを押さえましょう。

☑ **異常気圧**

潜水病は、浮上時の減圧が急激過ぎることにより生じます。出題傾向として、潜降時の加圧が原因であるか否かという問題が多くみられます。

1 騒音 ★★☆

①音の単位と人体への影響

音の周波数を表す単位として**ヘルツ（Hz）**があり、騒音レベルを表す単位として**デシベル（dB）**があります。

騒音は、自律神経系や内分泌系へも影響を与え、いわゆるストレス反応を引き起こすことがあります。

②業務

騒音による職業性疾患が発症するおそれのある業務は数多くありますが、代表的な業務は次のとおりです。

びょう打機、はつり機などを取り扱う業務を行う屋内作業場
ロール機、圧延機などによる金属の圧延の業務を行う屋内作業場
チッパーによりチップする業務を行う屋内作業場
チェーンソーや芝刈機を用いて立木の伐採、草木の刈払いなどの業務
丸のこ盤を用いて金属や木材を切断する業務

③騒音性難聴

②の業務に従事することにより発症する職業性疾病に、騒音性難聴があります。

騒音性難聴とは、著しい騒音にさらされることにより発生する難聴のことです。

ここでいう著しい騒音とは、長期間さらされているうちに聴力の低下が徐々に進行したり、突発的、あるいは数十時間のうちに急速に聴力低下が起こったりするような騒音のことをいいます。

騒音性難聴には、次の特徴があります。

通常の会話音より**高い音**から聞こえにくくなる
初期には気づかないことが多く、治りが悪い
内耳にある有毛細胞が障害を受けることにより生じる
4000Hz付近から聴力低下が始まるため、この聴力低下の型を$C^5 dip$という

2 振動　★☆☆

チェーンソー、芝刈機、一定のさく岩機、びょう打機などの振動工具を用いて行う作業などは、身体に振動を与える業務です。

これらの業務に関連する職業性疾病に振動障害があります。振動現象の特徴的な症状であるレイノー現象の特徴は、次のとおりです。

\multicolumn{2}{l}{寒冷期の早朝などのように、全身が**冷却**されたときに発作的にあらわれる}
症状	**手指が蒼白** 知覚鈍麻 **しびれ感**
特徴	同じような条件でも、生じないこともある
	多くの場合は数分で治まるといわれている

4章 労働衛生（有害業務）

I 職業性疾病

2 有害作業場による疾病②

3 異常気圧 ★★☆

異常気圧下での代表的な作業には、潜函作業や潜水作業があります。

職業性疾病には、加圧が原因のものと減圧が原因のものとがあります。

①加圧が原因のもの

酸素酔い、窒素酔い、不均等な加圧が原因のスクイーズ（締め付け障害）などの症状があります。

②減圧が原因のもの

浮上中の**減圧**が急激過ぎることによって発生します。**減圧症**、潜函病、潜水病などと呼ばれています。

症状としては、皮膚障害（減圧後に生ずる痛がゆい感じ）、**ベンズ（関節痛）**、**チョークス（胸内苦悶、呼吸困難）**、中枢神経系の障害などがあります。

確認テスト　その他の有害エネルギー

問題

(1) 音の周波数を表す単位にはヘルツ（Hz）があり、騒音レベルを表す単位にはデシベル（dB）がある。

(2) 騒音性難聴に関する次の記述のうち、正しいものは○、誤っているものは×として答えよ。

　① 騒音性難聴では、通常の会話音より低い音から聞こえにくくなる。

② 騒音性難聴は、初期には気づきにくいことが多い。
　③ 騒音性難聴は、内耳にある前庭や半規管の機能が騒音により障害を受けたことにより生じる。

(3) 振動障害の特徴的な症状であるレイノー現象（白指発作）は、冬期に発生しやすい。

(4) 潜水業務では、潜降時の加圧が急激過ぎることによって、皮膚のかゆみ、関節痛など潜水病の症状が生じる。

解答解説

(1) ○
(2) ① × 騒音性難聴では、通常の会話音より高い音から聞こえにくくなる。
　　② ○
　　③ × 騒音性難聴は、内耳にある有毛細胞が障害を受けることにより生じる。
(3) ○
(4) × 潜水作業では、浮上時の減圧が急激過ぎることによって、皮膚のかゆみ、ベンズ（関節痛）、呼吸困難などの症状が発生する。潜降時の加圧ではない。

Ⅱ 作業環境管理

1 作業環境測定と作業環境改善

作業環境測定

> **得点力UPアドバイス**
>
> ☑ **作業環境測定**
>
> 作業環境測定は、衛生管理者試験の中でも難しいテーマの一つです。
>
> まずは、次の3つの用語をしっかりと覚えましょう。
>
> ①A測定
>
> 気中有害物質の**平均的な状態**を把握するための測定のこと
>
> ②B測定
>
> 有害物質の発散源に近接した作業位置における**最高濃度**を知るために行う測定のこと
>
> ③管理濃度
>
> 作業環境測定結果から作業環境管理の良否を評価し、**管理区分を決定するための指標**のこと

1 作業環境管理 ★★★

作業環境管理とは、作業場から有害な要因（有害物質や有害エネルギーなど）を除去、低減し、良好な作業環境を維持することをいいます。

作業環境管理を実行するためには、作業環境の実態を的確に把握する必要があります。

2 作業環境測定 ★★★

作業環境測定とは、前述の作業環境の実態を的確に把握するため

に行われる測定のことをいいます。

作業環境測定を有効なものとするために、測定器具に関すること、測定場所（単位作業場所）の設定方法、作業環境測定士制度などが作業環境測定法で定められています。

①測定の種類

作業環境測定には、A測定とB測定の2種類があります。

A測定	単位作業場所における気中有害物質の**平均的な状態**を把握するための測定のこと
B測定	単位作業場所の有害物質の発散源に近接した作業位置における**最高濃度**を知るために行う測定のこと

測定場所（単位作業場所）の設定では、作業主任者など現場をよく知っている者の協力が必要になります。

②測定後の措置

作業環境測定の結果を受けて、有害な要因に関する作業環境の状態を指標に基づき評価し、設備の改善などの措置を行わなければなりません。

管理濃度は、作業環境測定結果から**作業環境管理の良否を評価**し、**管理区分を決定するための指標**で、対象となる物質ごとに設定されています。

③評価の結果

評価の結果は、次の3種類に区分されます。

a. 第1管理区分

第1管理区分とは、当該単位作業場所のほとんど（95％以上）の場所で気中有害物質の濃度が管理濃度を超えない状態であり、**作業環境管理が適切であると判断される状態**のことをいいます。

b. 第2管理区分

第2管理区分とは、当該単位作業場所の気中有害物質の濃度の平均が管理濃度を超えない状態であるが、第1管理区分に比べ、作業

環境管理になお改善の余地があると判断される状態のことをいいます。

c. 第3管理区分

第3管理区分とは、当該単位作業場所の気中有害物質の濃度の平均が管理濃度を超える状態であり、**作業環境管理が適切でないと判断される状態**のことをいいます。

		A測定		
		第1評価値が管理濃度未満	第2評価値≦管理濃度≦第1評価値	第2評価値が管理濃度超え
B測定	管理濃度未満	第1管理区分	第2管理区分	第3管理区分
	管理濃度≦B測定値≦管理濃度の1.5倍	第2管理区分		
	管理濃度の1.5倍超え	第3管理区分		

確認テスト 作業環境測定

問題

(1) 管理濃度とは、個々の労働者の有害物質へのばく露限界として設定されたもののことである。

(2) A測定とは、単位作業場所における有害物質の濃度の平均的な分布を知るための測定のことである。

(3) B測定とは、単位作業場所中で有害物質の発散源に近接した作業位置における最高濃度を知るために行う測定のことである。

(4) A測定の第1評価値およびB測定の測定値のいずれもが管理濃度に満たない場合は、第1管理区分となる。

(5) B測定の測定値が管理濃度の1.5倍を超えている場合は、A測定の結果とは関係なく第3管理区分となる。

解答解説

(1) ×　管理濃度とは、有害な要因（有害物質や有害エネルギーなど）に関する作業環境の状態を、単位作業場所の作業環境測定結果から作業環境管理の良否を評価し、管理区分を決定するための指標として設定されたもののことをいう。

(2) ○
(3) ○
(4) ○
(5) ○

作業環境改善

> **得点力UPアドバイス**
>
> ☑ **作業環境改善**
> 　作業環境改善は、常識的な問題や落ち着いて考えれば解答できる問題が多いので、取りこぼしのないようにしましょう。
>
> ☑ **物質の性状**
> 　まずは、状態（気体、液体など）と分類（ガス、蒸気など）を結びつけて覚えましょう。
> 　その次に物質と分類を覚えましょう。特に、次の３つのものは注意しましょう。
> ①無水クロム酸……………………………… 粉じん（ダスト）
> ②ホルムアルデヒド………………………… ガス
> ③硫酸ジメチル……………………………… 蒸気、ミスト

1 作業環境改善　　　　　　　　　　　　　★★☆

　作業環境測定の結果を受けて、有害物質対策や有害エネルギー対策が、有効であるかどうかを判断し、必要な場合は、この対策を改善していくことが重要です。

　改善方法としては、有害物質の使用中止や生産工程の見直しなどを行っていくことになります。

　このような改善方法が難しい場合は、局所排気装置などの工学的対策が必要です。局所排気装置については、後述の工学的改善（→ P.198）を参照してください。

改善方法	有害物質の使用中止
	代替物質への転換
	使用条件、生産工程の見直し、機械・装置の密閉化

改善方法の具体例	建設の基礎工事での騒音を減少させるために、ドロップハンマー式の杭打機からアースオーガーに替える
	放射線ばく露を低減させるため、ガンマ線源と労働者間の鉄製の遮へい材を同厚の**鉛製**のものに替える
	木製品塗装用に使用している塗料を、有機溶剤を含有しているものから**水溶性の塗料**に切り替える
	有害物を取り扱う設備を構造上または作業上の理由で完全に密閉できない場合は、**装置内の圧力を外気よりわずかに低くする**

2 物質の性状　★★★

局所排気装置などの工学的対策を講じるためには、作業場で発生または取り扱う有害物質の性状を知る必要があります。

	気体		液体	固体	
	ガス	蒸気	ミスト	ヒューム	粉じん(ダスト)
性状	常温、常圧(25℃、1気圧)で気体のもの	常温常圧で、液体が揮発または個体が昇華することによって、気体状となっているもの	空気中に浮遊する液体の微細粒子	固体の蒸気が、空気中で凝固や化学変化を起こして生成する微粒子	固体を研磨や破砕すること等により発生し、空気中に浮遊する微粒子
物質例	**塩素**、塩化ビニル、一酸化炭素、**ホルムアルデヒド**等	水銀、**硫酸ジメチル**、**アセトン**、トルエン等	クロム酸、コールタール、**硫酸ジメチル**、硝酸、硫酸等	溶融金属の表面から発生する酸化亜鉛や酸化鉛など、コールタール等	ジクロルベンジジン、石綿、**無水クロム酸**、二酸化マンガン等

確認テスト 作業環境改善

問題

(1) 有機溶剤業務の改善方法として、できるだけ有害性や揮発性の低いものに替える。

(2) 破砕作業場に隣接した作業場所の騒音を減少させるために、破砕機の周囲に、吸音材としてグラスウールおよび穴あきボード、遮音材としてコンクリートパネルを用いた防音壁を設けた。

(3) 放射線ばく露を低減させるために、ガンマ線源と労働者の間にある鉄製の遮へい材を同厚の鉛製のものに替える。

(4) ビル建設の基礎工事で、騒音と振動を減少させるため、アースオーガーをドロップハンマー式杭打機に切り替える。

(5) 有害物を取り扱う設備を構造上または作業上の理由で完全に密閉できないため、装置内の圧力を外気よりわずかに低くする。

(6) 有害物質とその常温、常圧の空気中において、とりうる状態との組み合せとして、正しいものは○、誤っているものは×として答えよ。
① 蒸気………… アセトン
② 蒸気………… 無水クロム酸
③ ガス………… 塩素
④ ヒューム…… 酸化鉛
⑤ ミスト……… 硝酸

> **解答解説**

(1) ○ 有機溶剤業務の改善方法として、できるだけ有害性や揮発性の低い代替物質へ転換させる。

(2) ○ 破砕作業場に隣接した作業場所の騒音を減少させるために、破砕機の周囲に、吸音材としてグラスウールおよび穴あきボード、遮音材としてコンクリートパネルを用いた防音壁を設けて使用条件を見直す。

(3) ○ 鉄製の遮へい材より、鉛製のものの方が、放射線ばく露を低減させる効果がある。

(4) × 騒音も振動も、アースオーガーの方が、ドロップハンマー式杭打機より少ない。

(5) ○

(6)
① ○ アセトンの常温・常圧の空気中における状態は、蒸気である。
② × 空気中の無水クロム酸の空気中における汚染物質としての状態は、粉じん（ダスト）で固体である。
③ ○ 塩素の常温・常圧の空気中における状態は、ガスである。
④ ○ 酸化鉛の常温・常圧の空気中における状態は、ヒュームである。
⑤ ○ 硝酸の常温・常圧の空気中における状態は、ミストである。

Ⅱ 作業環境管理

2 工学的改善

局所排気装置

> **得点力UPアドバイス**
>
> ☑ **効果**
>   フードや型式によって効果が違います。効果の高いものは、どれなのか整理しておきましょう。
>
> ☑ **基本構成**
>   基本構成からの出題では、ダクトと排風機（ファン）に注目しましょう。

１ 局所排気装置　★★★

　局所排気装置とは、発生した有害物質が作業場内に拡散する前に、排気をしようというものです。したがって、発散源の付近に設置する必要があります。

①局所排気装置の種類

　局所排気装置には、効果の高い順に囲い式フード、外付け式フード、レシーバ式フードと分類されています。囲い式では密閉型式が一部開口型式より効果が高く、外付け式では下方吸引型・側方吸引型が上位吸引型より効果が高いといわれています。局所排気装置は、作業状況にあわせて適切なものを設置する必要があります。

　各フードの形式と特徴は次のとおりです。

フード	型式		特徴
囲い式	密閉	カバー型・グローブボックス型	発生源を覆うようにした方式のフード
	一部開口	ドラフトチェンバー型・建築ブース型	
外付け式	下方吸引型 側方吸引型 **上方吸引型**		フード開口部が発散源から離れている方式のフード
レシーバ式	**キャノピー型**		発散源からの熱上昇気流等を利用して、捕捉する方式のフード

局所排気装置

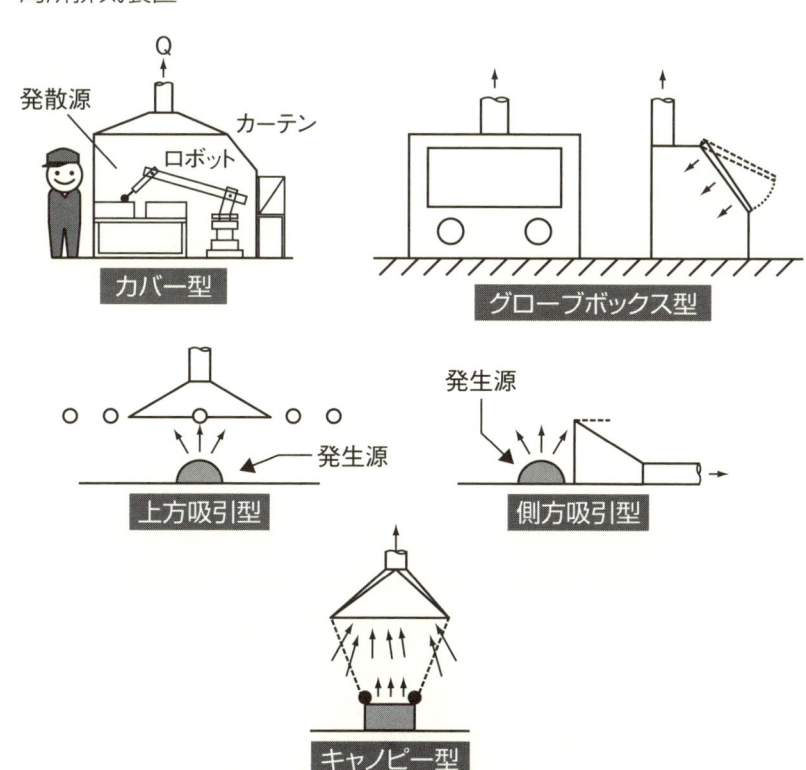

カバー型

グローブボックス型

上方吸引型

側方吸引型

キャノピー型

②局所排気装置の基本構成

　局所排気装置は、有害物質からのばく露を防ぐうえで、有効な装置です。

　効果を十分に発揮するためには、所定の方法に従って設置して初めて効果が発揮できます。

　局所排気装置の基本構成とその特徴は、次のとおりです。

フード	有害物質を捕捉するための吸引口
	外付け式フードを設置する場合、できるだけ発散源に近づけて作業する必要がある
	フードの周囲に**フランジ**を取り付けることにより、**少ない風量で同じ風速**を得ることができる
ダクト	フードで吸引した有害物質を搬送するための導管
	ダクトの長さが長くなるほど圧力損失は大きくなる
	ベント(曲管)の数が増えるほど圧力損失は大きくなる
	ダクトの断面積を細くし過ぎると圧力損失は大きくなる
	ダクトの断面積を大きくし過ぎると搬送速度が不足する
空気清浄装置	搬送された有害物質を除去するための装置
	粉じんを除去するための**除じん装置**とガスや蒸気を除去するための**排ガス処理装置**の２種類がある
排風機(ファン)	フードで有害物を吸引するのに必要な気流を作る
	排風機は**清浄後**の空気が通る位置に設置する

基本構成

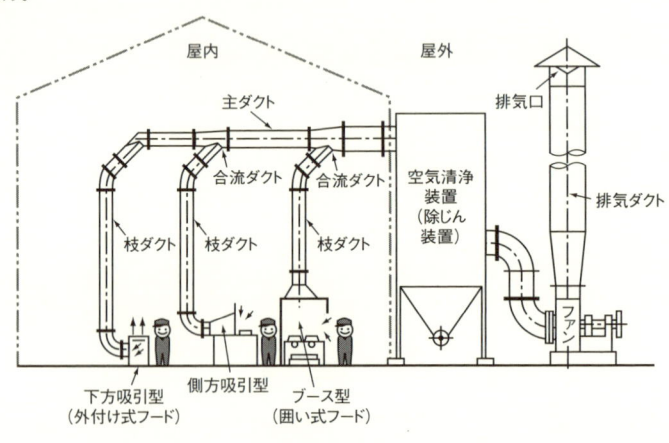

2 その他の換気設備　★☆☆

局所排気装置以外にも、局所排気装置の設置が適さない場合などに利用されるプッシュプル型換気装置や単純なシステムの全体換気などがあります。

名称	特徴
プッシュプル型換気装置	吸引フード（プル）の反対側に、送気フード（プッシュ）を設けことにより、一定方向の気流を作り有害物質を拡散させずに除去する装置
全体換気	外部の汚染されていない空気で、**汚染物質を希釈し排出する**こと 希釈換気ともいう

その他の換気設備

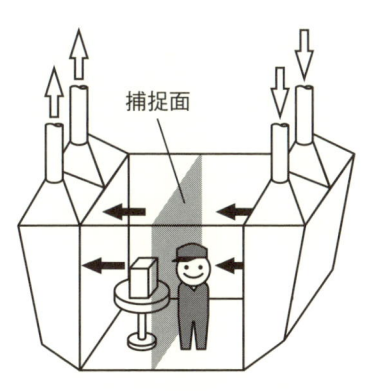

プッシュプル型換気装置 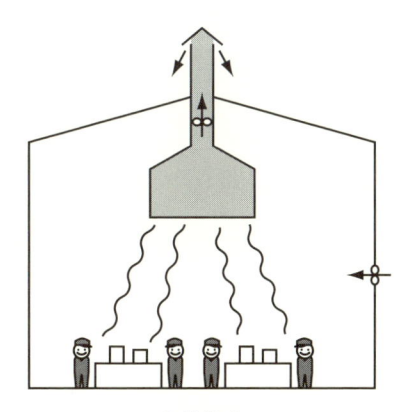　　　　全体換気

確認テスト　局所排気装置

問題

(1) 囲い式、外付け式、レシーバ式の3種類のフードのうち、最も効果があるのは、囲い式フードである。

(2) 外付け式フードの中で、上方吸引型は、一般に側方吸引型や下方吸引型よりも効果があるので広く用いられている。

(3) グローブボックス型フードは、発生源からの熱による上昇気流がある場合、それを利用して捕捉するもので、外付け式フードに分類される。

(4) ダクトは、フードで吸入した汚染空気を、排気口へ向かって搬送するための導管である。

(5) ダクトの断面積を大きくし過ぎると、流速が小さくなり粉じんがダクト内に堆積する。

(6) フード開口面の周囲にフランジを付けると、フランジがないときに比べ、少ない排風量で、所要の効果を上げることができる。

(7) 局所排気装置を設置するときは、ダクトが太過ぎると圧力損失が増大し、細過ぎると搬送速度が不足することを考慮して、ダクト径を設計する。

(8) 空気清浄装置を設けた局所排気装置を設置する場合の排風機（ファン）は、清浄前の空気が通る位置に設ける。

解答解説

(1) ○

(2) × 外付け式フードの中で、側方吸引型や下方吸引型は、一般に上方吸引型よりも効果がある。

(3) × 前半部分と後半部分に誤りがある。前半部分は、フードの特徴について述べている。発生源からの熱による上昇気流を利用するのはグローブボックス型フードの特徴ではなく、キャノピー型フードの特徴である。後半部分はフードの分類について述べている。キャノピー型フードは、レシーバ式フードに分類され、グローブボックス型フードは、囲い式フードに分類される。

(4) ○

(5) ○

(6) ○

(7) × 局所排気装置を設けるときは、ダクトが太過ぎると搬送速度が不足し、細過ぎると圧力損失が増大することを考慮し、ダクト径を設計する。

(8) × 空気清浄装置を設けた局所排気装置を設置する場合は、排風機（ファン）を清浄後の空気が通る位置に設けるようにする。

III その他

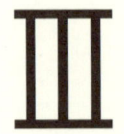

1 作業管理

労働衛生保護具

> **得点力UPアドバイス**
>
> ☑ **呼吸用保護具**
> 労働衛生保護具では、呼吸用保護具からの出題が多い傾向にあります。出題頻度が高いため、呼吸用保護具の表をしっかりと確認しましょう。

1 労働衛生保護具 ★★★

作業場の環境を改善してもなお有害な状況にある場合や、臨時の作業の場合など、有害物等から労働者を守るための2次的な手段として使用することが望ましいとされています。

労働衛生保護具は、それぞれの作業にあわせて使用します。

呼吸用保護具

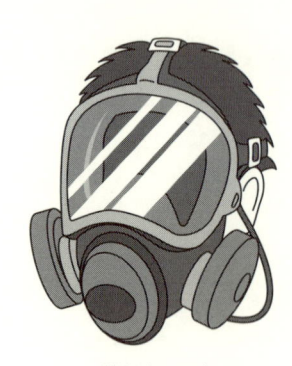

防じんマスク

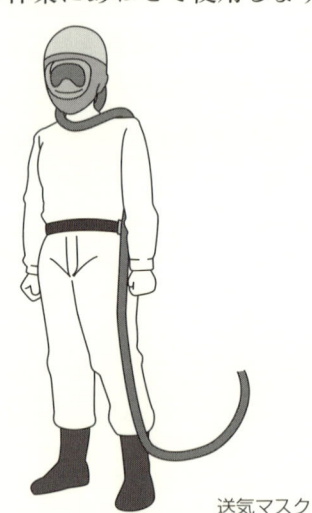

送気マスク

①呼吸用保護具

防じんマスク	検定合格標章のある防じんマスクであれば、**ヒュームに対しても有効**である	
	有害ガスの存在する場所では使用しない	
防毒マスク	対象となるガスの種類や濃度が**不明な場合は、使用しない** この場合、送気マスクや自給式呼吸器を使用する	
	吸収缶のうち栓のあるものは、**上下に栓**をして保管する	
	対象とするガスに応じて適合した吸収缶を選択し使用する	
	通気抵抗は、一般に、防じんマスクより大きい	
	吸収缶の区分	色
	ハロゲンガス用	灰色および黒色 （2層に分けること）
	有機ガス用	**黒色**
	一酸化炭素用	赤色
	アンモニア用	緑色
	亜硫酸ガス用	黄赤色
	青酸用	青色
	硫化水素用	黄色
	臭化メチル用	茶色
	酸性ガス用	灰色
	一酸化炭素・有機ガス用	赤色および黒色 （2層に分ける）
	防じん機能を有する防毒マスクにあっては、吸収缶のろ過材がある部分に白線を入れる	
共通の注意事項	酸素濃度が**18％未満**の場所では使用しない この場合、送気マスクや自給式呼吸器を使用する	
	密着性を損なうため、面体と顔面の間に**タオルを入れて着用しない**	
	しめひもは**後頭部において固定**させなければならない	

②その他の保護具

防音保護具	耳栓とイヤーマフ（耳覆い）とがある 耳栓とイヤーマフ（耳覆い）とのどちらを選ぶかは、作業の性質や騒音の性状で決まる 非常に強烈な騒音に対しては**両者の併用も有効**である
しゃ光保護具	有害光線による眼の障害を防ぐために使用する 強度やしゃ光能力を考慮し、JIS規格品を選定する
防熱衣	アルミナイズドクロス製のものが多く使用されている
保護クリーム	作業中に有害な物質が直接皮膚に付着しないようにする目的で塗付するものである 作業終了とともに完全に洗い落とす

防音保護具

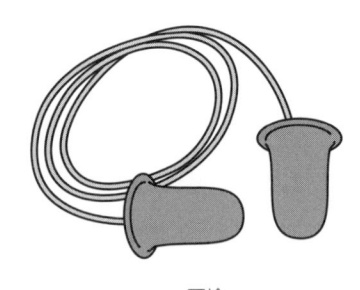

耳栓

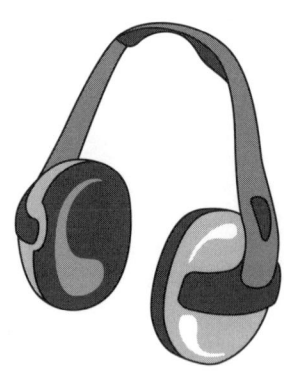

イヤーマフ

確認テスト　労働衛生保護具

問題

(1) 防毒マスクに関する次の記述のうち、正しいものは○、誤っているものは×として答えよ。
　① 高濃度の有害ガスが存在するときは、防毒マスクではなく、送気マスクか自給式呼吸器を使用する。
　② 通気抵抗は、一般に防じんマスクの通気抵抗より小さい。
　③ 有機ガス用防毒マスクの吸収缶の色は、黄色である。

(2) ヒュームに対しては、防じんマスクはすべて無効である。

(3) 防音保護具として、耳栓と耳覆い（イヤーマフ）のどちらを選ぶかは、作業の性質や騒音の性状で決まる。

(4) 防熱衣では、アルミナイズドクロス製のものが多く使用されている。

解答解説

(1) ① ○
　② × 通気抵抗は、一般に防じんマスクより大きい。
　③ × 有機ガス用防毒マスクの吸収缶の色は、黒色である。
(2) × 検定合格標章のある防じんマスクは、ヒュームに対しても有効である。
(3) ○
(4) ○

III その他
2 健康管理

特殊健康診断

得点力UPアドバイス

☑ **自覚症状と他覚的所見**

　有害業務による健康障害の大部分のものは、他覚的所見が自覚症状に先行して出現するといわれています。

　これに対し、VDT作業による健康障害は、一般に他覚的所見**より自覚症状の方が先行して発症**するといわれています。

　科目は違いますが、有害業務による健康障害とVDT作業による健康障害、どちらもよく出題されます。しっかりと覚えましょう。

☑ **生物学的モニタリング**

　生物学的モニタリングには、ばく露モニタリングと影響モニタリングとの2種類があります。

　出題パターンとしては、有機溶剤等健康診断と鉛健康診断とでの尿の採取時期の違いに関する出題が多くみられます。採取時期を厳重にチェックするのはどちらなのか確実に押さえましょう。

1 特殊健康診断　　　　　　　　　　　　　　　★☆☆

　特殊健康診断には、安衛法やじん肺法などの法令によって定められたものと行政指導によるものがあります。

　一般健康診断は、すべての労働者（一定の者を除く）を対象としたものです。一方、特殊健康診断は、特定の有害な業務に従事している労働者を対象としたものです。

2 特殊健康診断の注意点 ★★☆

　特殊健康診断は、その対象となる業務（物質）ごとに検査項目が定められています（→P.129）。

　検査項目以外の注意点は、次のとおりです。

有害業務への配置換えの際に行う特殊健康診断は、**業務適性の判断**と、その後の業務の影響を調べるための**基礎資料を得る**目的をもって行われる			
有害業務による健康障害の大部分のものは、他覚的所見が**自覚症状に先行**して出現する			
対象とする特定の健康障害と類似のほかの疾病との判別が、一般健康診断よりも一層強く求められる			
適切な健診デザインを行うためには、現在の作業内容および有害要因へのばく露状態を把握する必要がある			
業務歴と既往症の調査では、生活条件の変化についても聴取する			
生物学的モニタリング	生物学的モニタリングとは、体内に取り込まれた有害物質やその代謝物の量を尿もしくは血液で測定することで有害物質の総量を推定するものである		
	健診項目として、有機溶剤等健康診断における尿中の有機溶剤代謝物の量の検査など、生物学的モニタリングによる検査が含まれているものがある		
	ばく露モニタリング	有害物質の体内摂取量を把握する検査 例） 鉛健診の血中の鉛の量の検査 有機溶剤健診の尿中の有機溶剤の代謝物の量の検査	
	影響モニタリング	有害物による軽度の影響の程度を把握する検査 例） 鉛健診の尿中デルタアミノレブリン酸の量の検査	
	尿の採取時期	有機溶剤等健康診断	**厳重にチェック**する必要がある
		鉛健康診断	作業期間中の**任意の時期**でよい

確認テスト 特殊健康診断

問題

(1) 有害な業務による健康障害の大部分のものは、自覚症状が他覚的所見に先行して出現するので、この健康診断では問診に重きがおかれている。

(2) 健診項目の中には、有害物の体内摂取量を把握するために生物学的モニタリングによる検査が含まれているものがある。

(3) 有害な業務への配置換えの際に行う特殊健康診断には、業務適性の判断と、配置換え後の業務の影響を調べるための基礎資料を得るという目的がある。

(4) 特殊健康診断における尿の採取時期については、有機溶剤等健康診断では、作業期間中の任意の時期でよいが、鉛健康診断では、鉛の生物学的半減期が短いため、厳重にチェックする必要がある。

(5) 特殊健康診断で適切な健診デザインを行うためには、作業内容と有害要因へのばく露状況を把握する必要がある。

(6) 特殊健康診断においては、対象とする特定の健康障害と類似の他の疾患との判別が、一般健康診断よりも一層強く求められる。

> **解答解説**

(1) ×　有害な業務による健康障害の大部分のものは、他覚的所見が自覚症状に先行して出現する。

(2) ○

(3) ○

(4) ×　鉛の生物学的半減期は長く、有機溶剤の半減期は短い。尿の採取時期について、有機溶剤等健康診断は厳重にチェックし、鉛健康診断は任意の時期にする。

(5) ○

(6) ○

5章 労働生理

I 人体の組織と機能

II 人体機能の変化と疲労

I 人体の組織と機能

1 循環器系

循環器系

得点力UPアドバイス

☑ **心臓**

　心臓は、24時間、365日働き続け全身に血液を送り込んでいます。この働きを支えるためには、次の条件を満たす筋肉が必要です。
①私たちの意思とは関係なく働き続ける必要があること
②全身に血液を送り込む力強い働きをする必要があること
　この条件を満たした筋肉が心筋です。
　心筋は、内臓に使用されている**不随意筋**の特徴と私たちが普段「筋肉」と呼んでいる**横紋筋**の特徴をあわせ持っています。このようなことから、心筋は最も丈夫な筋肉といわれています。

☑ **動（静）脈と動（静）脈血**

　肺循環に関する出題として肺動脈を流れる血液が、動脈血であるのか静脈血であるのかを問う問題が多くみられます。
　知識を確実なものにするためにも、まずは、動脈と静脈、動脈血と静脈血、それぞれとの違いを身につけましょう。

1 心臓 ★★☆

心臓は、全身に血液を循環させるポンプとしての作用を担っています。

心臓における血液の流れ

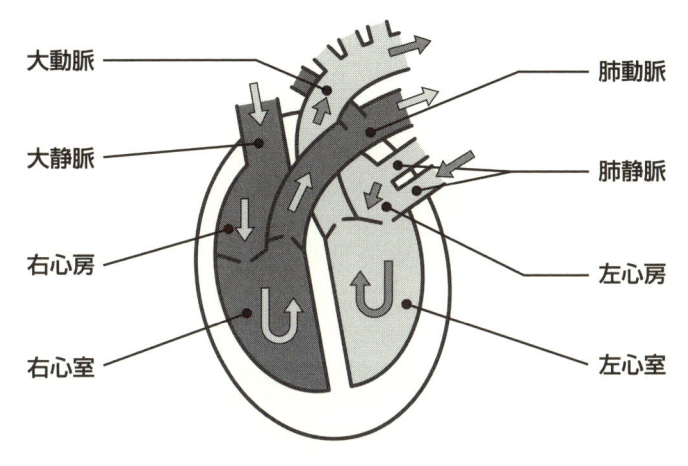

（図：心臓の構造 — 大動脈、大静脈、右心房、右心室、肺動脈、肺静脈、左心房、左心室）

名称	特徴
洞房結節 （洞結部）	規則正しい収縮と拡張（拍動）を行うための電気信号を発する場所 1分間に60～100回発せられる
血液拍出量	普通1回に平均**60～80ml**程度
右心房	大静脈とつながっている右側にある心房 ここから、右心室に送られる 血液は**静脈血**である
右心室	右側にある心室 収縮によって肺に送られる 血液は**静脈血**である
左心房	肺静脈とつながっている左側にある心房 ここから、左心室に送られる 血液は**動脈血**である
左心室	左側にある心室 収縮によって全身に送られる 血液は**動脈血**である
心筋	**不随意筋**であり**横紋筋**でもある（→P.222）

2 動脈と静脈血および静脈と静脈血　★★★

それぞれの特徴は次のとおりです。

動脈	心臓から**送り出される**血液が通る管
動脈血	**酸素を多く含んだ**血液
静脈	心臓に**戻ってくる**血液が通る管
静脈血	**二酸化炭素を多く含んだ**血液

3 肺動脈および肺静脈　★★☆

　上記の表からわかるとおり、通常は、動脈には動脈血が流れ、静脈には静脈血が流れていますが、肺動脈および肺静脈は例外です。

　肺動脈と肺静脈は、心臓と肺をつなぐ血管です。

肺動脈	心臓から送り出された**静脈血**(二酸化炭素を多く含む血液)が流れている
肺静脈	肺から心臓へ戻ってくる**動脈血**(酸素を多く含む血液)が流れている

4 血液循環　★★☆

　心臓から送り出された血液が身体中を巡り心臓に戻ってくることを血液循環といいます。

　血液循環には、体循環と肺循環の2つに分けることができます。

①体循環

　体循環とは、**血液が全身を循環する**ことです。心臓の左心室から送り出された血液が、大動脈を経て全身に送られ酸素、栄養物、ホルモン、ビタミンなどを与えたり、ガス交換が行われたりします。その後、大静脈に集められて心臓の右心房に戻ります。

②肺循環

　肺循環とは、**心臓と肺との間で血液が循環する**ことです。心臓の右心室から送り出された血液が、肺動脈を経て肺に送られます。肺でガス交換をした後、肺静脈を経て左心房に戻ります。

肺循環と体循環

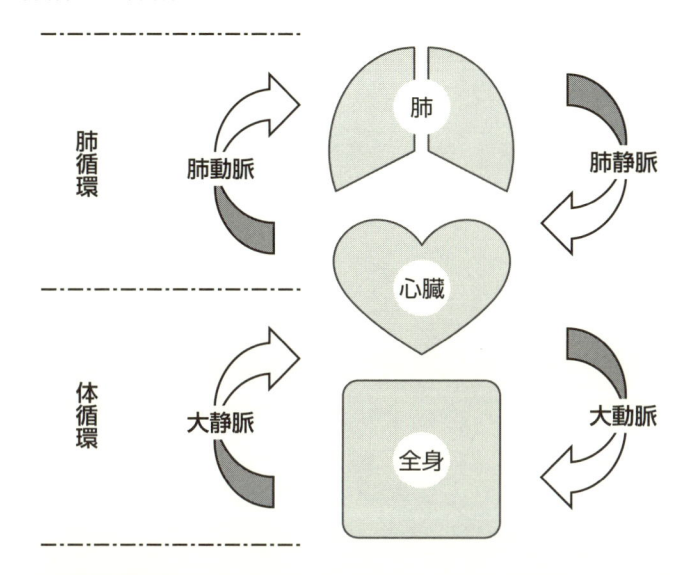

```
肺循環：肺動脈 → 肺 → 肺静脈
体循環：大静脈 ← 全身 ← 大動脈
中央：心臓
```

確認テスト　循環器系

問題

(1) 肺循環とは、右心室から肺静脈を経て肺の毛細血管に入り、肺動脈を通って左心房に戻る血液の循環のことである。

(2) 心臓の血液の拍出量は、普通1回60～80ml程度である。

(3) 不随意筋であり、平滑筋からなる心筋は、自動的に収縮をくり返す。

解答解説

(1) ×　肺循環とは、右心室から肺動脈を経て肺の毛細血管に入り、肺静脈を通って左心房に入る血液の循環をいう。肺動脈と肺静脈が逆である。

(2) ○

(3) ×　心筋は、不随意筋であり、横紋筋でもある。平滑筋ではない。

I 人体の組織と機能

2 呼吸器系

呼吸器系

> **得点力UPアドバイス**
>
> ☑ **呼吸中枢**
>
> 呼吸中枢の位置に関する出題と呼吸中枢への刺激に関する出題が中心となっています。
>
> 呼吸中枢が**延髄**にあることと、**二酸化炭素**によって刺激されることをしっかりと覚えましょう。
>
> ☑ **呼吸運動**
>
> 肺自体には、運動能力がないことを覚えましょう。そのうえで、呼気や吸気がどのように行われるかについてしっかりと確認しましょう。
>
> 特に、胸郭内容積が増すのか減るのか、内圧が高くなるのか低くなるのかに注意しましょう。

1 肺 ★☆☆

肺は、脊髄、胸骨、肋骨に囲まれた胸郭の中にあります。鼻や口から取り込まれた酸素が含まれている空気が気管・気管支を通って肺に入ります。肺動脈から、二酸化炭素を多く含んだ静脈血が送られてきます。ここで、ガス交換が行われます。

肺での**ガス交換面積が広い**人は、肺活量が多いため、**一般に激しい肉体労働**をするのに有利です。

2 呼吸 ★★★

①呼吸中枢

呼吸中枢は、**延髄**にあります。呼吸が激しくなるのは、筋肉の酸素消費量の増加や血液中に排泄された二酸化炭素の増加作用により、刺激を受けた呼吸中枢が命令を出すためです。この命令によって呼吸に関与する筋肉は支配されています。

　したがって、呼吸中枢の機能を持続するためには、一定以上の**二酸化炭素**が血中に含まれていることが必要です。

②呼吸運動

　肺自体には、心臓と違い運動能力がありません。呼吸運動は、主として肺を取り巻く**呼吸筋（肋間筋）と横隔膜との協調運動**によって胸郭内容積を周期的に増減し、それに伴って肺を伸縮させることにより行われます。

a. 呼気

　呼気は、胸郭内容積が**減る**と、その**内圧が高くなる**ため、肺はその弾性により収縮し、肺内の空気を押し出す（排出する）ことにより行われます。

b. 吸気

　吸気は、胸郭内容積が**増す**と、その**内圧が低くなり**、空気が鼻腔や気道を経て肺に流れ込むことにより行われます。

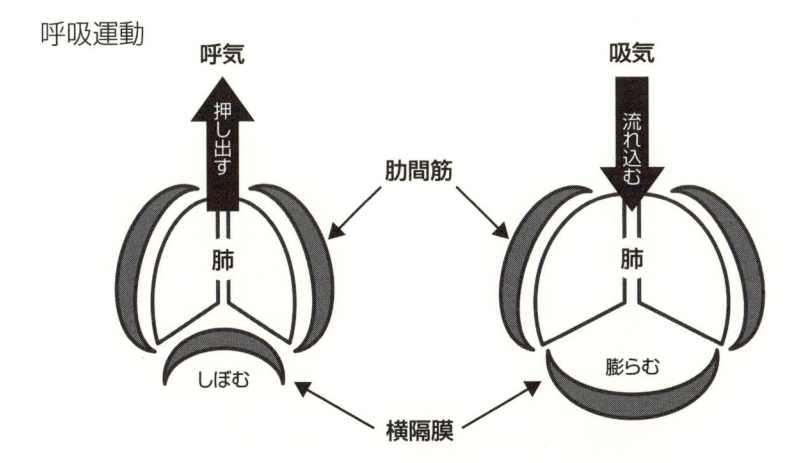

呼吸運動

③外呼吸と内呼吸

a. 外呼吸

　外呼吸とは、**肺胞内の空気と肺胞を取り巻く毛細血管中の血液**との間で行われる呼吸のことをいいます。

b. 内呼吸

　内呼吸とは、**組織細胞とそれを取り巻く毛細血管中の血液**との間で行われる呼吸のことをいいます。組織呼吸・細胞呼吸とも呼ばれています。

外呼吸

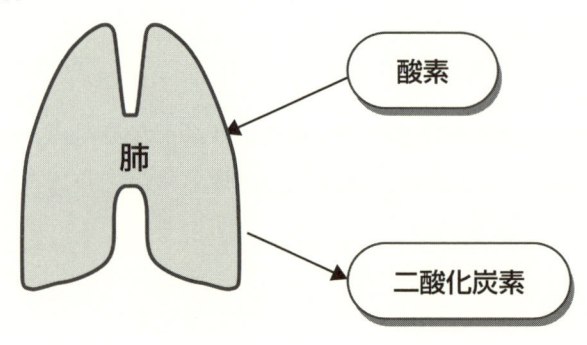

内呼吸

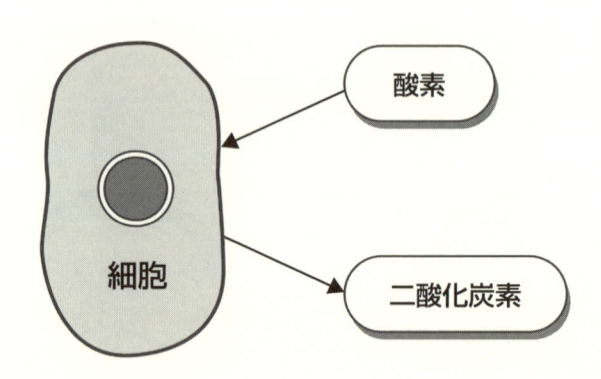

確認テスト 呼吸器系

問題

(1) 胸郭内容積が増すと、その内圧が高くなることにより、肺はその弾性により収縮する。

(2) 小脳にある呼吸中枢によって呼吸に関与する筋肉は、支配されている。

(3) 肺自体が能動的に収縮、弛緩をくり返すことにより、呼吸運動は行われる。

(4) 肉体労働をすると筋肉内に吸収された吸気中の窒素の作用によって呼吸が激しくなる。

(5) 肺でのガス交換面積が広い人は、肺活量が多く、一般に激しい肉体労働をするのに有利である。

解答解説

(1) ×　呼気は胸郭内容積が減るとその内圧が高くなり、肺はその弾性により収縮し、肺内の空気を押し出すことで行われる。
(2) ×　呼吸中枢は、延髄にあり、ここからの刺激によって呼吸に関与する筋肉は支配されている。小脳ではない。
(3) ×　肺自体には運動能力がないため、能動的に収縮、弛緩をくり返すことはない。
(4) ×　筋肉の酸素消費量の増加や排泄された二酸化炭素の増加作用により、呼吸中枢が刺激されるためである。窒素ではない。
(5) ○

I 人体の組織と機能

3 運動器系

運動器系

得点力UPアドバイス

☑ **収縮**

収縮の種類と特徴を押さえましょう。

中でも、等尺性収縮の特徴は、必須です。

☑ **エネルギー**

酸素が十分に与えられた場合と不足する場合とで、グリコーゲンの分解が、それぞれどのようになるのか、違いを覚えましょう。

1 筋肉 ★★☆

筋肉は、神経に比べて疲労しやすい性質をもち、次の種類に分けることができます。

横紋筋	骨格筋(体を動かすための筋肉) 瞬発力と強い力を発揮できるが、疲れやすい	随意筋
平滑筋	内臓筋(内臓壁などをつくる筋肉) 力は弱いが、疲れにくい	不随意筋
心筋	**横紋筋**の性格もある 最も丈夫で疲れにくい	

2 随意筋と不随意筋 ★★☆

①随意筋

随意筋とは、意思によって動かすことできる筋肉のことをいいます。

②不随意筋

不随意筋とは、意思によって動かすことのできない筋肉のことをいいます。

3 運動 ★☆☆

運動には、大脳の命令によって意識的に行われる随意運動と大脳の命令によらずに、無意識（反射）的に行われる不随意運動があります。

運動は、この意識的なものと無意識的なものが関連し合って行われます。

4 収縮と仕事量 ★★★

①収縮

筋肉は、神経から送られてくる刺激によって収縮します。

この収縮は、次のように分けることができます。

等尺性収縮	筋肉の長さは同じだが、筋力が発生しているもの 例）直立しているとき	
等張性収縮	張力は同じだが、筋肉の長さが変わるもの 例）物を持ち上げたり、下ろしたりするとき	
	短縮性収縮	短縮しながら筋力が発生するもの
	伸張性収縮	引き伸ばされながら筋力が発生するもの

②仕事量

　筋肉自体が収縮して出す最大筋力は、筋肉の**断面積 1 cm² 当たり**の平均値をとると、**性差、年齢差がほとんどありません**。したがって、筋線（繊）維が太い人ほど一般に筋力が強いといえます。

　筋肉の収縮と仕事量には、次のような関係があります。

引き上げ可能な	物の重さ	太さに比例
	物の高さ	長さに比例
一番大きな	力	収縮しようとする瞬間
	仕事量	重さが適当なとき
	仕事の効率	収縮する速さが適当なとき

5 収縮のためのエネルギー　★★☆

　筋肉の収縮には、エネルギー源が必要です。直接のエネルギー源は、**アデノシン三リン酸（ATP）**です。ただし、体内のATPの量は少なく、持続時間は数秒程度といわれています。

　エネルギー源であるATPを補うために、筋肉や肝臓などに貯蔵されているグリコーゲンを分解してATPを再合成します。

　グリコーゲンの分解には、酸素が用いられます。この酸素が十分に与えられた場合と不足する場合とでは、次のような違いがあります。

①酸素が十分に与えられた場合

　完全に分解され、**水と二酸化炭素**に分解されます。

②酸素が不足する場合

　完全に分解されず、最後に乳酸になります。この乳酸が筋肉中に増加することを筋肉の疲労現象といいます。

確認テスト 運動器系

問題

(1) 人が直立しているときの姿勢保持の筋肉は、等尺性収縮を常に起こしている。

(2) 筋肉中のグリコーゲンは、酸素を十分に得られると完全に分解され、最後に乳酸になる。

(3) 仕事の効率は、筋肉の縮む速さが大きければ大きいほど、上昇する。

(4) 筋肉は、神経から送られてくる刺激によって収縮するが、神経に比べて疲労しやすいという特徴がある。

(5) 筋肉には、横紋筋と平滑筋があり、心筋は横紋筋である。

解答解説

(1) ○
(2) × 筋肉中のグリコーゲンは、酸素が十分与えられると、完全に分解され、水と二酸化炭素に分解される。酸素が不足すると、完全に分解されず、最後に乳酸となる。
(3) × 筋肉の縮む速さが適当なときに、仕事の効率は最も大きい。
(4) ○
(5) ○

Ⅰ 人体の組織と機能

4 消化器系と泌尿器系

消化器系と泌尿器系

得点力UPアドバイス

☑ **消化器系**

多くの臓器が消化にかかわっています。そのため、知識の整理が重要です。特に消化酵素や消化液の名称と働きを中心に整理しましょう。

☑ **泌尿器系**

泌尿器系に関する出題では、腎臓と尿に関する出題が多くみられます。

消化器系

1 消化器系 ★★★

人は生きていくために必要な栄養素を食物として体内に取り込んでいます。食物中の栄養素を吸収できる形に分解していく働きを消化といいます。

水、**塩分**、ブドウ糖、脂肪酸、**アミノ酸**、ビタミンなどは消化されずそのまま**吸収**されます。

①胃

食物は、胃の中で一時的に貯蔵されます。このとき、胃の蠕動運動（ミミズのようなクネクネした動き）によって、食物は分泌された胃液と混ざります。

この胃液には、胃酸（塩酸）と消化酵素のペプシンが含まれています。ペプシンは、たん白質を消化する酵素です。

②十二指腸

指12本分の長さがあることから、十二指腸と名付けられています。十二指腸は、胃と小腸をつなぐ消化管で胆汁と膵液が分泌されます。

消化器系

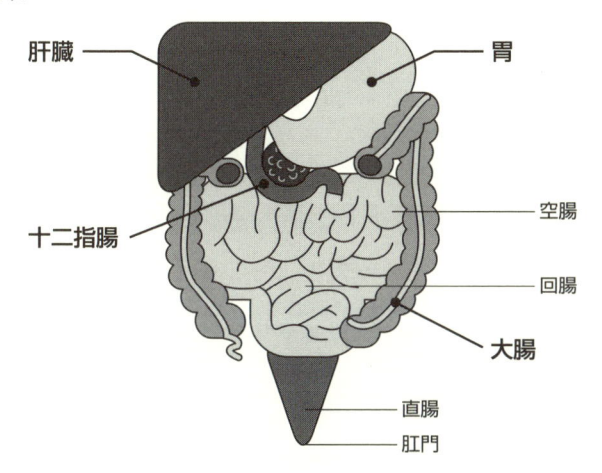

（図：肝臓、胃、十二指腸、空腸、回腸、大腸、直腸、肛門）

③小腸

小腸の内側にあるヒダの表面には絨毛があります。この絨毛から食物の栄養素（**ブドウ糖、アミノ酸、脂肪酸、グリセリン**）を吸収します。

④大腸

大腸は、盲腸、結腸、直腸からなっています。結腸の内側には、ヒダがありますが、小腸と違い絨毛はありません。

小腸で吸収された栄養素の残りから塩分などの**電解質や水分を吸収し、便にすることが主な働き**です。

⑤肝臓

肝臓は、人体最大（約1200g）の臓器ともいわれ、腸から吸収された栄養素を含んだ血液が運ばれてくる臓器です。

肝臓の働きと特徴は次のとおりです。

門脈血に含まれるブドウ糖をグリコーゲンに変えて蓄える
血液中のブドウ糖が不足すると、グリコーゲンをブドウ糖に分解して血液中に送り出す
水溶性のたん白質であるアルブミンを生成する
余分なアミノ酸を分解して尿素にする
脂肪酸を分解したり、コレステロールを合成する
脂肪を乳化させる働きをもつアルカリ性の消化液（胆汁）を生成する
血液凝固物質（フィブリノーゲン）や血液凝固阻止物質（ヘパリン）を生成する
血液中の有害物質を分解したり、無害の物質に変える

⑥胆嚢

　胆嚢は、肝臓の下方にあり、肝臓で分泌された胆汁を一時的に貯蔵し約10倍に濃縮する働きがあります。貯蔵された胆汁は、十二指腸に運ばれます。

⑦膵臓

　膵臓は、胃の後方にあり、膵液やホルモンの一種のインスリンを分泌します。分泌された膵液は、十二指腸に運ばれます。この膵液には、さまざまな消化酵素が含まれています。主なものは次のとおりです。

アミラーゼ	炭水化物を分解
トリプシン	たん白質を分解
リパーゼ	脂肪を分解

（泌尿器系）

1 泌尿器系　★☆☆

　泌尿器とは、尿の生成と排泄に関する器官で、腎臓、尿管、膀胱、尿道のことをまとめて泌尿器といいます。

泌尿器系

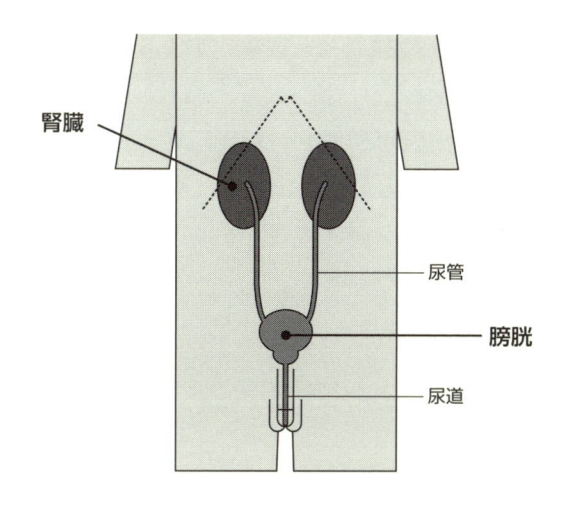

（図：腎臓、尿管、膀胱、尿道）

2 腎臓　★☆☆

腎臓は尿をつくって排泄する働きがあります。

血液によって運ばれた老廃物をろ過し、尿ときれいな血液に分けます。生成された尿は尿管を通って膀胱へ運ばれます。

3 尿　★★☆

膀胱へ運ばれた尿は一定量になると尿道を通って体外へ排泄されます。尿の95％は水分で、残りの5％が固形物です。尿は全身の状態をよく反映するため、健康診断などでも利用されます。尿の特徴と検査項目は次のとおりです。

特徴	pH値	通常**弱酸性**
	尿量	通常1500ml/日
	比重	通常1.01〜1.025 ただし、**水分摂取量が多いと下がり、少ないと上がる**
尿検査の項目	たん白	陽性の場合、慢性腎炎やネフローゼを疑う その病態が重いほど尿中たん白量が**増加する**
	尿糖	陽性の場合、糖尿病を疑う ただし、**血糖値が正常**であっても、体質的に腎臓から糖がもれて、尿糖が陽性となる場合がある。これを**腎性糖尿**という
	潜血	陽性の場合、腎炎、膀胱炎、尿路結石、腎腫瘍などを疑う

4 尿検査以外の腎機能検査 ★★☆

尿検査以外の腎機能の検査としては、血液中の**尿素窒素（BUN）の量の検査**があります。

　尿素窒素は、たん白質が利用された後にできる老廃物です。通常は、腎臓でろ過されて尿として排泄されます。腎臓の働きが低下すると、ろ過しきれない分が血液に残ります。このため、**血液中の尿素窒素が増加**することになります。

確認テスト 消化器系と泌尿器系

問　題

(1) 肝臓の機能として、正しいものは○、誤っているものは×として答えよ。

　① 血液中の有害物質を分解するなど無害の物質に変える。
　② 酸性の消化液である胆汁を分泌し、炭水化物を分解する。
　③ コレステロールを合成したり、脂肪酸を分解する。
　④ 門脈血に含まれているブドウ糖をグリコーゲンに変えて蓄え、血液中のブドウ糖が不足すると、グリコーゲンをブドウ糖に分解し血液中に送り出す。
　⑤ 余分なアミノ酸を分解し尿素にする。
　⑥ 血液凝固阻止物質や血液凝固物質を生成する。

(2) 腎臓または尿に関する次の記述のうち、正しいものは○、誤っているものは×として答えよ。
　① 血糖値が正常であっても、体質的に腎臓から糖がもれて、尿糖が陽性となることを腎性糖尿という。
　② 腎機能の低下により血液中の尿素窒素が減少する。
　③ 水分摂取量が多いと尿の比重は、小さくなる。
　④ 尿は、通常アルカリ性を呈する。
　⑤ 慢性腎炎やネフローゼでは、その病態が重いほど尿中たん白量が増加する。

解答解説

(1) ① ○
　② ×　胆汁は、アルカリ性であり、脂肪を乳化させる働きをもつ。炭水化物を分解する酵素に、アミラーゼがある。
　③ ○
　④ ○
　⑤ ○
　⑥ ○
(2) ① ○
　② ×　腎機能の低下により、血液中の尿素窒素が増加する。
　③ ○　尿の比重は、水分摂取量が多いと下がる（小さくなる）。
　④ ×　尿は、通常弱酸性である。
　⑤ ○　慢性腎炎やネフローゼの場合、その病態が重いほど尿中たん白量が増加する。

Ⅰ 人体の組織と機能

5 神経系

神経系

> **得点力UPアドバイス**
>
> ☑ **神経系**
> 神経系の分類がよく出題されます。神経系の体系図をしっかりと確認しましょう。
>
> ☑ **中枢神経系**
> 中枢神経系では、大脳の特徴を中心に押さえましょう。
>
> ☑ **末梢神経系**
> 末梢神経系には、脳から伸びている脳神経と脊髄から伸びている脊髄神経があります。
> このうち脊髄神経に関する出題が多くみられます。特に知覚神経と運動神経の伝達は、確実に押さえましょう。

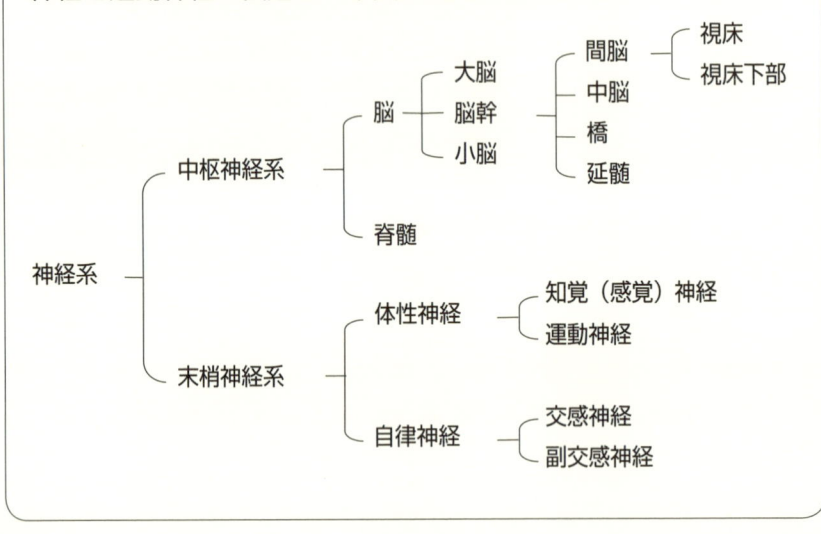

```
                            ┌ 大脳      ┌ 間脳 ─┬ 視床
                  ┌ 脳 ─────┤ 脳幹 ─────┤ 中脳  └ 視床下部
        ┌ 中枢神経系 ─┤         └ 小脳      ├ 橋
        │            │                     └ 延髄
        │            └ 脊髄
神経系 ─┤
        │            ┌ 体性神経 ─┬ 知覚（感覚）神経
        └ 末梢神経系 ─┤           └ 運動神経
                     │
                     └ 自律神経 ─┬ 交感神経
                                 └ 副交感神経
```

1 神経系 ★☆☆

神経系は、人体の各器官や臓器で起こった刺激を中枢に伝達し、これに反応した中枢での興奮を命令として身体各部に伝達する働きがあります。神経系は、**中枢神経系と末梢神経系**に大別できます。

2 中枢神経系 ★★★

中枢神経系は、**脳と脊髄**からなっています。

中枢神経系

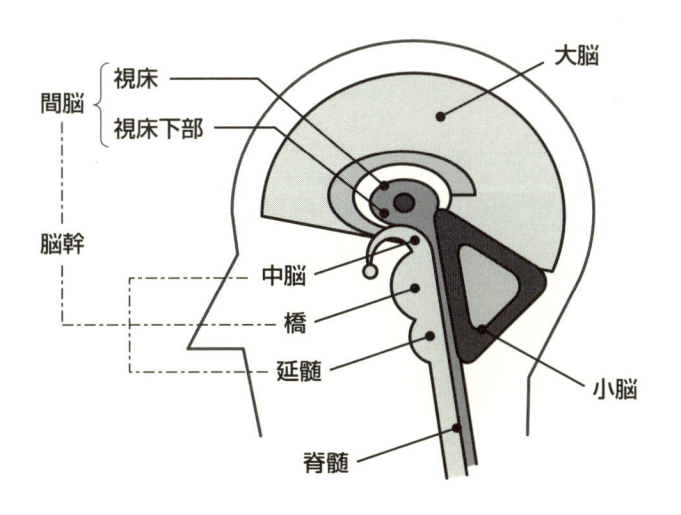

- 間脳
  - 視床
  - 視床下部
- 脳幹
  - 中脳
  - 橋
  - 延髄
- 大脳
- 小脳
- 脊髄

5章 労働生理

Ⅰ 人体の組織と機能

5 神経系

①脳

脳は大脳、小脳、脳幹からなっています。それぞれの特徴や働きは、次のとおりです。

a. 大脳

大脳には、大脳皮質と大脳髄質があります。

大脳皮質		神経細胞(ニューロン)の集まりで**大脳の外側**にある 灰白色に見えるため**灰白質**と呼ばれている 各部位によって、運動・知覚・聴覚・視覚・味覚・言語・記憶・感情などの機能をもっているとされている 大脳皮質の表面には多くのシワがある
	神経細胞 (ニューロン)	神経系を構成する基本的な単位のこと 神経細胞体とそこから伸びる1本以上の神経突起からできている この神経突起のうち、長いものを神経線(繊)維(別名、軸索)、短いものを樹状突起という 神経は、**筋肉に比べて疲労しにくいが、酸素の供給が乏しいと速やかに疲労する**という特徴がある
大脳髄質		大脳の内側にある神経線(繊)維の束の白質で、神経細胞同士をつないでいる

神経細胞（ニューロン）

（軸索、シナプス、髄鞘、シナプス、神経細胞体、核、樹状突起）

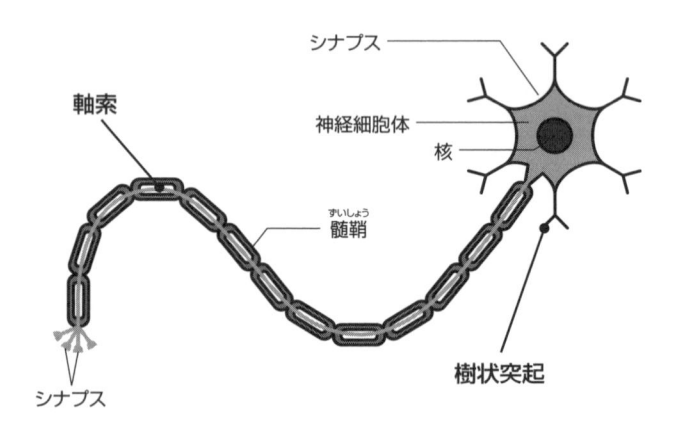

b. 小脳

小脳には、大脳から出される**運動命令**を身体各部に伝えたり、体の平衡感覚を保ったりする働きがあります。

c. 脳幹

脳幹には、間脳、中脳、橋、延髄があり、呼吸や体温調節などの生命の維持に必要な機能が集まっています。

間脳	視床	感覚器(嗅覚以外)からの情報の中継と伝達
	視床下部	**体温調節**、消化活動
中脳		眼球運動・瞳孔の調節、姿勢保持
橋		小脳とともに運動の調節、知覚
延髄		**呼吸**、血液循環

②脊髄

脊髄は、脳の最下部にある延髄の下方にあり、脳と全身を結ぶ神経線(繊)維の束で、全体が脊柱(背骨)に囲まれています。外側には白質があり、内側には灰白質があります。人体の各部からの情報(刺激)は、脊髄を通り脳へ送られ、脳からの命令も脊髄を通して伝達されます。

3 末梢神経系

末梢神経系には、**体性神経**と**自律神経**があります。

脳から出ている末梢神経のことを脳神経といい、脊髄から出ている末梢神経のことを脊髄神経といいます。

体性神経		感覚を脳に伝えたり、運動命令を伝達したりする神経のこと **知覚(感覚)神経と運動神経**がある
	知覚(感覚)神経	目や手などの感覚器から受け取った刺激が**後根**を通じて**後角(後柱)**へ入り中枢神経へ伝達する
	運動神経	中枢神経から発する命令を**前角(前柱)**から前根を通じて、筋肉などの反応器へ伝達する
自律神経		**無意識的**、**反射的**に内臓や血管などの働きを調整する神経のこと **交感神経と副交感神経**がある
	交感神経	**活動時に活発**になる 心臓の鼓動を増加 血管を収縮
	副交感神経	**安静時(睡眠も含む)に活発**になる 心臓の鼓動を抑制 血管を拡張

体性神経の伝達のしくみ

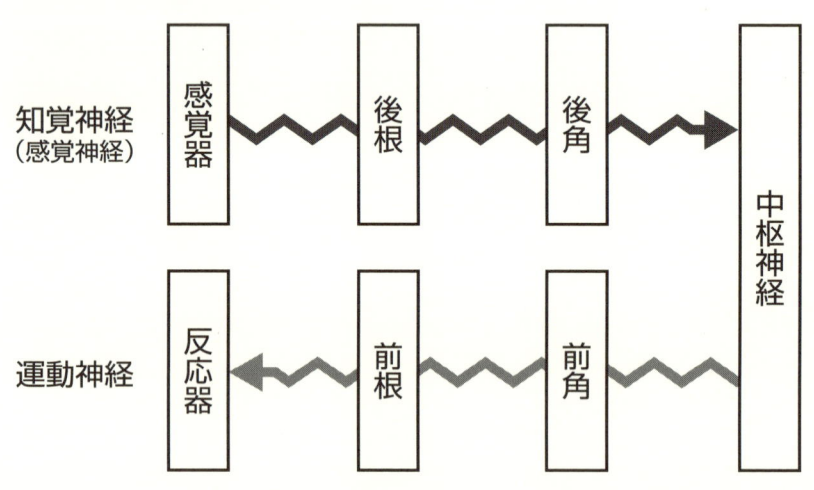

知覚神経(感覚神経): 感覚器 → 後根 → 後角 → 中枢神経

運動神経: 中枢神経 → 前角 → 前根 → 反応器

確認テスト 神経系

問題

(1) 神経系に関する次の記述のうち、正しいものは○、誤っているものは×として答えよ。
① 自律神経系は、内臓や血管などの不随意筋に分布し、生命維持に必要な諸作用を反射的、無意識的に調節する。
② 神経は、筋肉に比べて疲労しにくいものの、酸素の供給が乏しいと速やかに疲労する。
③ 神経系は、中枢神経系と末梢神経系に大別され、末梢神経系は体性神経と自律神経がある。
④ 脊髄においては、運動神経は後角から後根を通じて送り出され、知覚神経は前根を通じて前角に入る。
⑤ 大脳の内側の髄質は、灰白質であり、運動、知覚、言語等の作用を支配する中枢としての働きを行う。

解答解説

(1) ① ○
② ○
③ ○　神経系は、中枢神経系と末梢神経系からなり、中枢神経系には脳と脊髄が、末梢神経系には体性神経と自律神経がある。
④ ×　脊髄においては、運動神経は前角から前根を通じて送り出され、知覚神経は後根を通じて後角に入る。
⑤ ×　設問は、大脳の外側にある大脳皮質の説明である。

I 人体の組織と機能

6 内分泌系と代謝系

内分泌系

> **得点力UPアドバイス**
>
> ☑ **内分泌系**
> アドレナリンに関する出題が多くみられます。**副腎皮質**から分泌されるということを確実に押さえましょう。

1 内分泌系　★☆☆

身体を正常な状態に保つための調整役が神経系と内分泌系です。ホルモンは、内分泌器官から分泌される微量に産生される特殊な化学物質で、特定の器官に対して作用します。

内分泌器官とは、甲状腺、胃、副腎、膵臓などのホルモンを分泌する器官のことをいいます。

内分泌器官	ホルモン名	特徴	
膵臓	インスリン	ブドウ糖の代謝を調整する 不足すると、血糖値が高くなる	
		働き	ブドウ糖からグリコーゲンの生成
			ブドウ糖の酸化および脂肪への転化
			たん白質の合成を促進
副腎髄質	アドレナリン	筋肉の活動が円滑に遂行されるように身体の態勢を整える	
		働き	**心拍数の増加**
			血糖値の上昇
			肝臓のグリコーゲン分解を促進

確認テスト　内分泌系

問題

(1) アドレナリンに関する次の記述のうち、正しいものは○、誤っているものは×として答えよ。
　① 肝臓のグリコーゲンを分解する作用を抑制する。
　② 筋肉の活動が円滑に遂行されるように身体の態勢を整える。
　③ 血糖値を上昇させる。
　④ 心拍数を増加させる。
　⑤ 副腎髄質から分泌される。

解答解説

(1) ① ×　肝臓のグリコーゲン分解作用を促進する。抑制ではない。
　② ○
　③ ○
　④ ○
　⑤ ○

代謝系

> **得点力UPアドバイス**
>
> ☑ **基礎代謝**
> 　基礎代謝の測定は、目が覚めている状態であることが必要です。基礎代謝という言葉から、睡眠中に測定するという誤った連想をしやすい項目なので、注意しましょう。
>
> ☑ **エネルギー代謝率**
> 　エネルギー代謝率は、**基礎代謝量の何倍にあたるかを示す数値**です。したがって、基礎代謝量との差が小さい精神的作業や静的筋作業より、差が大きい**動的筋作業**の強度をうまくあらわします。

1 代謝系　　　　　　　　　　　　　★★☆

　体外から取り入れた食物が栄養素として体内に吸収され、さまざまな過程を経て排泄される過程を代謝といいます。

　代謝は、新陳代謝とも呼ばれ、取り入れた食物から他の物質を合成したり、エネルギーを得たりします。

①エネルギー代謝

　生命維持活動にかかわるエネルギーの出入りや変換のことをエネルギー代謝といいます。

②基礎代謝

　基礎代謝とは、目が覚めている状態での**生命維持に必要な最小限のエネルギー量**のことです。主な特徴は、次のとおりです。

横になり、**安静**にして、**目の覚めた状態**で、測定する
人種、体格、性、年齢などで異なる
ただし、同性、同年齢であれば体表面積にほぼ**正比例**する
ただじっと座っているだけで**基礎代謝量の1.2倍**の代謝量になる

2 エネルギー代謝率(RMR) ★★★

エネルギー代謝率(RMR)とは、性・年齢・体格などの個人的要素を排除し、動的作業の強度を表したものです。計算式と特徴は、次のとおりです。

$$RMR = \frac{作業に要したエネルギー量}{基礎代謝量}$$

$$= \frac{(作業時の消費エネルギー) - (安静時の消費エネルギー)}{基礎代謝量}$$

$$= \frac{(作業時の消費エネルギー) - (基礎代謝量 \times 1.2)}{基礎代謝量}$$

エネルギー代謝率は、作業に要したエネルギー量が、基礎代謝量の何倍にあたるかを指標としている
動的筋作業の強度をうまく表す指標として有用である
精神的作業や静的筋作業は、エネルギーをあまり消費しないため、適さない

3 肥満 ★★☆

日本肥満学会は、BMI(Body Mass Index)という体格指数を肥満度の判定に使用しています。

肥満度の判定基準は、次のとおりです。

計算式		BMI=体重kg÷(身長m)^2
低体重(やせ)		18.5未満
普通体重		18.5〜25未満
肥満	1度	25〜30未満
	2度	30〜35未満
	3度	35〜40未満
	4度	40以上

確認テスト 代謝系

問題

(1) 代謝とは、栄養素が体内に吸収され、さまざまな過程を経て排泄される過程のことをいう。

(2) エネルギー代謝率とは、体内で、一定時間中に消費された酸素量と排出された二酸化炭素量との容積比である。

(3) エネルギー代謝率とは、作業に要したエネルギー量が基礎代謝量の何倍にあたるかを示す数値のことである。

(4) 動的筋作業の強度を表す指標としてエネルギー代謝率は、役立つ。

(5) 基礎代謝量は、睡眠中の測定値で示される。

(6) 同性、同年齢であれば基礎代謝量は、体表面積の2乗にほぼ正比例する。

(7) BMIは肥満度の評価に用いられる指標で、身長と体重から算出されるが、身長170cm、体重73kgの人のBMIに最も近い値は次のうちどれか。
① 40
② 35
③ 30
④ 25
⑤ 22

解答解説

(1) ○

(2) × エネルギー代謝率は、作業に要したエネルギー量を基礎代謝量で除したものである。

(3) ○

(4) ○

(5) × 横になり、安静にして、目の覚めた状態で、測定する。

(6) × 基礎代謝量は、同性、同年齢であれば、体表面積にほぼ正比例する。

(7) ④ BMI ＝体重 kg ÷（身長 m$)^2$
　　　　＝ 73kg ÷（1.7m$)^2$
　　　　＝ 73kg ÷（1.7m × 1.7m）
　　　　＝ 73kg ÷ 2.89
　　　　＝ 25.259…
　　　　≒ 25

I 人体の組織と機能
7 感覚器系

感覚器系

得点力UPアドバイス

☑ **視覚**
杆状体・錐状体の特徴と近視・遠視の特徴に関して多く出題されています。

☑ **聴覚**
鼓膜の位置と内耳にある器官をしっかりと押さえることが大切です。

☑ **皮膚**
感覚点の密度が最も大きいものと、冷覚と温覚の感じ方の違いに関する出題が多くみられます。

■ 感覚器系　　　　　　　　　　　　　　★☆☆

感覚器系は、身体に加わる科学的・物理的刺激を受けて、神経系に伝える働きがあります。この働きは、視覚、聴覚、嗅覚、味覚、皮膚の五感があります。

■ 視覚　　　　　　　　　　　　　　　★★★

目は、ものを見たり、明るさを感じたりするなど、多くの情報を受け取る感覚器です。

目の働きは、カメラに例えられます。キャップはまぶた、レンズは水晶体・角膜、ピントは毛様体、フィルムは網膜などです。その他の特徴は、次のとおりです。

視覚

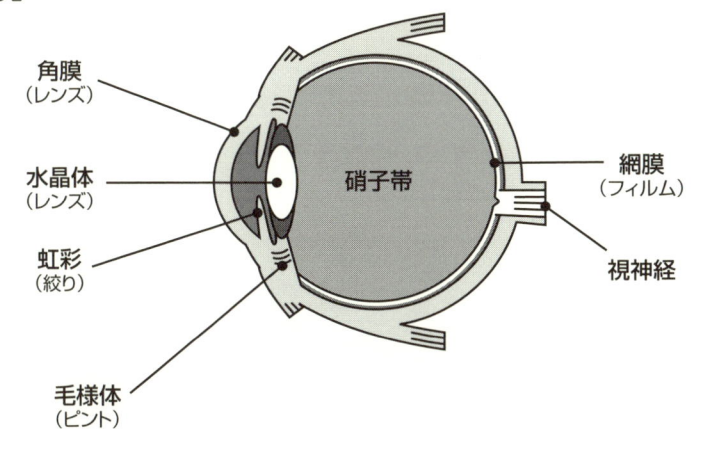

- 角膜（レンズ）
- 水晶体（レンズ）
- 虹彩（絞り）
- 毛様体（ピント）
- 硝子体
- 網膜（フィルム）
- 視神経

網膜	杆状体	明暗を識別する視細胞 **暗い所で働き、弱い光を感じる**
	錐状体	色を識別する視細胞 **明るい所で働き、物の色や形などを感じる**
	明順応	暗い所から明るい所へ出ると、まぶしさを感じて見えないが、だんだんと明るさに慣れて見えるようになること **40秒から1分程度で順応する**といわれている
	暗順応	明るい所から暗い所に入ると、暗くて何もみえないが、だんだんと暗さに慣れて見えるようになること **30分から1時間ほど要する**といわれている
近視		平行光線が、網膜の前方で像を結ぶもの 眼球の**長軸が長過ぎる**ために起こる近視を軸性近視という
遠視		平行光線が、網膜の後方で像を結ぶもの 眼球の**長軸が短過ぎる**ために起こる遠視を軸性遠視という

近視と遠視

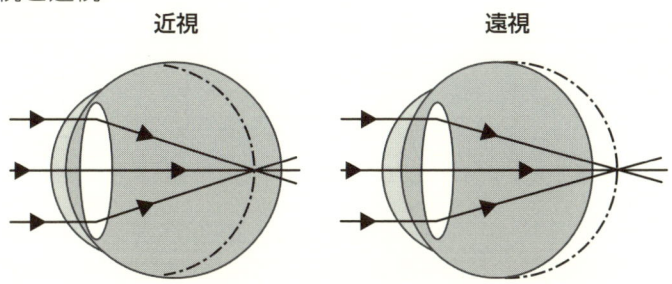

近視　　遠視

5章 労働生理

Ⅰ 人体の組織と機能

7 感覚器系

聴覚　　　　　　　　　　　　　　　　　　　　★★☆

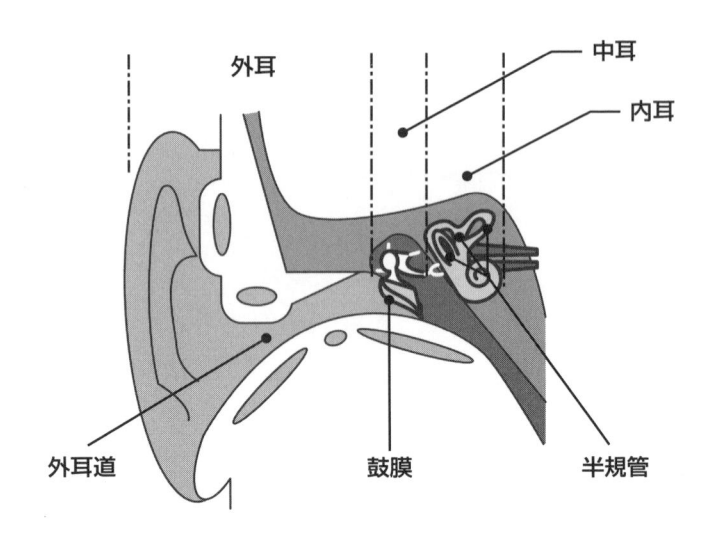

図中のラベル: 外耳、中耳、内耳、外耳道、鼓膜、半規管

耳には、音の情報を捉えて脳に伝える働きがあるだけでなく、身体バランスをとる働きがあります。耳は、外耳、中耳、内耳の3つに分けることができます。

外耳		集音する働き
鼓膜		外耳と中耳の中間にある
中耳		鼓膜の振動を内耳に伝える 鼓膜の内側と外側の気圧調整
内耳		側頭骨内にあって、蝸牛、半規管、前庭がある
	蝸牛	音を感知する有毛細胞がある
	半規管	体の回転の方向や速度を感じる 平衡感覚に関係する
	前庭	体の傾きの方向や大きさを感じる 平衡感覚に関係する

感知できる音の高さ（可聴域）は、20Hz〜20kHz（20000Hz）ぐらいまで
聴覚は、振動数の少ない音を低く感じ、多い音を高く感じる
騒音ばく露によって生じる聴力低下は、**4000Hz付近**から始まり、この聴力低下の型をC^5dipという

4 嗅覚 ★★☆

鼻には、空気の出入口としての役割のほかに臭気を嗅ぎわける働きがあります。

嗅覚は、わずかな匂いでも感じるほど鋭敏ですが、**同一臭気に対しては、疲労しやすい**という特徴があります。

5 味覚 ★☆☆

舌には、歯によってかみ砕かれた食物と唾液を混ぜ合わせ食道へ送る働きと味を感じる働きがあります。

味覚には、甘味、塩味、酸味、苦味、うま味の5種類があります。これら5種類の味覚は、舌のどの部位でも感じますが、部位によって強く感じる味覚が違います。

甘味は舌の先、塩味は両端と舌の先、酸味は両端、苦味やうま味は舌の奥で強く感じるとされています。

6 皮膚感覚 ★★☆

皮膚には、身体の表面を覆い、外部からの刺激を受け取る5つの感覚器があり、刺激から守る働きがあります。

感覚	感覚点	特徴
触覚	触点	物が触れている感覚
圧覚	圧点	圧迫されている感覚
痛覚	痛点	痛いという感覚 感覚点の中で、**最も密度が大きい**
冷覚	冷点	冷たいという感覚 **温覚より鋭敏で急速にあらわれる**
温覚	温点	温かいという感覚 徐々にあらわれる

確認テスト 感覚器系

問題

(1) 感覚または感覚器に関する次の記述のうち、正しいものは○、誤っているものは×として答えよ。
　① 中耳には半規管や前庭があり、平衡感覚に関与している。
　② 皮膚における感覚の中では、温点が最も密度が大きい。
　③ 網膜の錐状体は弱い光を感じ、杆状体は物の色や形を感じる。
　④ 網膜は、暗所に対しては短時間で順応するが、明るい光に対する順応には30分から1時間を要する。
　⑤ 眼球の長軸が短過ぎることによって、平行光線が網膜の後方で像を結ぶものを遠視眼という。
　⑥ 嗅覚は、同一臭気に対して、疲労しやすいという特徴がある。
　⑦ 温度感覚は、一般に冷覚よりも温覚の方が鋭敏である。

解答解説

(1) ① × 半規管や前庭は内耳にある。内耳の半規管は、体の傾きの方向や大きさを感じ、前庭は体の回転の方向や速度を感じる平衡感覚器である。

② × 皮膚の感覚器官のうち、痛点は皮膚に広く分布し、他の感覚点に比べて密度が大きい。

③ × 網膜には、物の色や形などを感じる錐状体と、弱い光を感じる杆状体の2種類の視細胞がある。

④ × 暗所での順応（暗順応）は、30分から1時間を要するのに対して、明るい光への順応（明順応）は、1分程度である。

⑤ ○

⑥ ○ 嗅覚は、微量でも臭気を感ずるが、すぐに疲労してその同一臭気に慣れ、感覚を失うようになる。

⑦ × 温度感覚は、一般に温覚よりも冷覚の方が鋭敏である。

Ⅰ 人体の組織と機能

8 血液系

血液系

得点力UPアドバイス

☑ **ヘマトクリット**
　定義に関する出題が多くみられます。定義を押さえましょう。

☑ **血液の凝固**
　血しょう中のフィブリノーゲンがフィブリンに変化する現象であることに注目しましょう。

☑ **性差**
　赤血球数、ヘモグロビンの量、ヘマトクリット値には、性差（男女による差）がありますが、**白血球数には、性差がありません**。性差があるものとないものを整理しておきましょう。

1 血液系　　　　　　　　　　　　　　　　　　　　★☆☆

　血液には、酸素・栄養素の運搬、免疫、体温調節などの働きがあります。血液の成分には、血球と呼ばれる有形成分（45％）と血しょうと呼ばれる液体成分（55％）があります。血球は主に骨髄でつくられ、血しょうたん白は肝臓でつくられます。

2 血液の凝固と凝集反応　　　　　　　　　　　　　　★★☆

①血液の凝固
　血液の凝固とは、**血しょう中のフィブリノーゲン（線維素原）が不溶性のフィブリン（線維素）に変化する現象**のことをいいます。

②血液の凝集反応
　血液の凝集反応とは、ある人の**赤血球**中の**凝集原**と別の人の**血清**

中の**凝集素**との間で生じる反応のことをいいます。

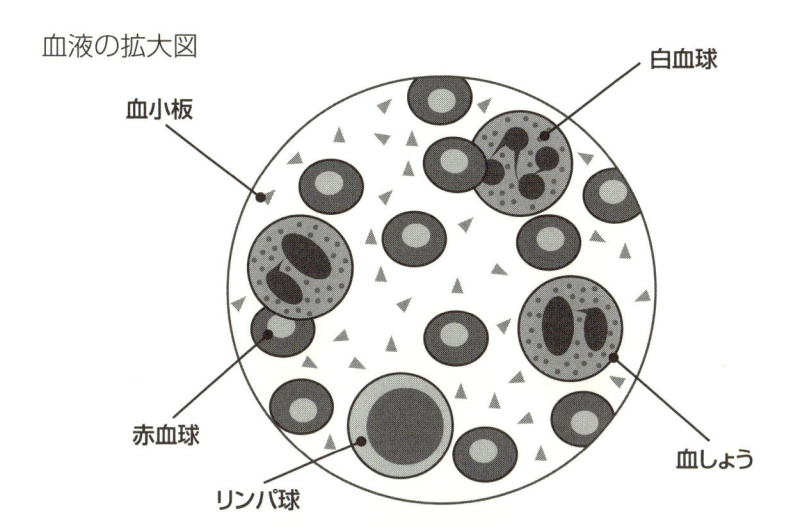

血液の拡大図

(血小板、白血球、赤血球、リンパ球、血しょう)

	名称		特徴	
有形成分	赤血球		酸素や二酸化炭素を運ぶ 男性500万/mm³、女性450万/mm³ 寿命は、**約120日**	
		ヘモグロビン	赤血球の主成分で酸素や二酸化炭素と結びつく 男性14〜16g/dl、女性12〜15g/dl	
		ヘマトクリット	血液の容積に対する**赤血球**の相対的容積のこと 男性45%、女性40%	
	白血球		体内に侵入してきた細菌等の異物を取り込み、消化する 寿命は、約3〜4日 白血球のうちリンパ球は、免疫反応に関与している 白血球数には、性差がない	
	血小板		血液凝固作用を促進する 寿命は、約4〜10日	
液体成分	血しょう	たん白質	アルブミン	血液の浸透圧を調整
			グロブリン	免疫機能に関係
			フィブリノーゲン	血液凝固に関係
	血清		血しょうからフィブリノーゲンを取り除いたもの	

確認テスト 血液系

問題

(1) 血液に関する次の記述のうち、正しいものは○、誤っているものは×として答えよ。

① 血液の凝集反応は、血清の中のフィブリンがフィブリノーゲンに変化することによって生じる。

② ヘマトクリットとは、血液の容積に対する血しょうの相対的容積をいう。

③ 赤血球は、体内に侵入してきた細菌その他の異物を取り込み、消化する働きがある。

④ 赤血球の寿命は、白血球に比べて短く、約3～4日である。

⑤ 白血球のうちのリンパ球は、主に免疫反応に関与している。

⑥ 血しょう中には、アルブミン、フィブリノーゲンなどのたん白質が含まれている。

(2) 次のうち、正常値に男女による差があるとされているものは○、ないとされているものは×として答えよ。

① 基礎代謝量

② ヘマトクリット値

③ ヘモグロビン量

④ 赤血球数

⑤ 白血球数

> 解答解説

(1) ① × 血しょう中のフィブリノーゲンが不溶性のフィブリンに変化する現象のことを血液の凝固という。
血液の凝集反応とは、ある人の赤血球中の凝集原と別の人の血清中の凝集素との間で生じる反応のことである。

② × ヘマトクリットとは、血液の容積に対する赤血球の相対的容積をいう。

③ × 設問は、白血球の説明である。

④ × 赤血球の寿命は、約120日であるといわれている。

⑤ ○

⑥ ○

(2) ① ○ 基礎代謝量には、性差がある。

② ○ ヘマトクリット値には、性差がある。

③ ○ ヘモグロビン量には、性差がある。

④ ○ 赤血球数には、性差がある。

⑤ × 白血球数には、性差がない。

II 人体機能の変化と疲労

1 ホメオスタシスと疲労

ホメオスタシスと疲労

得点力UPアドバイス

☑ **体温の調節**
体温調節中枢の位置と血流による体温調節の働きとを確認しましょう。

☑ **疲労**
疲労では、疲労の回復に関する出題や他覚的症状の測定法に関する出題が多くみられます。

ホメオスタシス

1 ホメオスタシス（生体恒常性） ★★☆

ホメオスタシス（生体恒常性）とは、発汗などの体温調節にみられるように、外部の環境が変化しても、身体の構造や生理的状態を**一定に保って生命を維持する働き**のことをいいます。この働きは、主に神経系と内分泌系が関係しています。

2 体温の調節 ★☆☆

体温の調節は、熱の産生（産熱）と熱の放散（放熱）によって行われています。この体温調節の中枢は、間脳にある**視床下部**です。

①産熱

産熱は、主に栄養素の酸化燃焼または分解などの化学的反応（代謝）によって行われます。

②放熱

放熱は、放射、伝導、対流、水分蒸発などの物理的な調節によっ

て行われます。

放射	赤外線として放熱
伝導	熱が接しているもの(空気)に移り放熱
対流	伝導により暖められた空気によって気流が発生し放熱
水分蒸発	汗が、蒸発する際の気化熱により放熱

3 発汗　　　　　　　　　　　　　　　　　　　★☆☆

汗は、汗腺から分泌されますが、いくつかの種類に分けることができます。

温熱性発汗	高温環境下で体温調節のために起こる
精神性発汗	気温や体温とは関係なく精神的に緊張したときなどに起こる
味覚性発汗	酸味や辛味などの刺激によって起こる

①労働と発汗

労働時には、一般に温熱性発汗と精神性発汗との**両方があらわれ**ます。

②不感蒸泄

不感蒸泄とは、発汗していない状態でも皮膚や呼吸器から水分が蒸発することをいい、**1日に約850g**が蒸発しています。不感蒸泄に伴う放熱は、**全放熱量の25%**を占めるといわれています。

4 血流による体温調節　　　　　　　　　　　　★★★

全身を循環する血液は、体温を調節する働きがあります。低温環境、高温環境それぞれの働きは、次のとおりです。

低温環境	皮膚の血管が収縮することにより、体表近くに流れる血液の量(皮膚血流量)が減り、熱の放散を抑制する **内臓の血流量を増加**させ、体内の代謝活動が亢進することにより産熱量を増加
高温環境	皮膚血管が拡張して、**皮膚血液量が増加**するため、皮膚温が上昇し、皮膚表面から熱を放散 同時に、汗腺の動きが活発化し、発汗などで熱の放射量を増加 **内臓の血液量を減少**させ、体内の代謝が減退することにより産熱量を減少

> 疲労

1 ストレス ★★☆

　ストレスとは、身体にかかる刺激（ストレッサー）に対し**心身ともに順応しようとする生理的反応**のことをいいます。

　ストレッサーは、その強弱や質により、自律神経系と内分泌系を介して、心身の活動を亢進したり、抑圧したりします。

　つまり、適度なストレッサーは、満足感や充実感を得ることができます。一方、**過度なストレッサーは、次の表のような反応を生じる**ことがあります。ただし、昇進や昇格などのような満足感や充実感を得られるようなストレッサーであってもストレスの原因となることがあるので、注意が必要です。

原因		人間関係、仕事の量・質、気温、騒音、悪臭など
反応	内分泌系	**カテコールアミン**（ノルアドレナリン、アドレナリンなど）、**副腎皮質ホルモンの分泌の増加**
	自律神経系	**発汗、手足のふるえ、吐き気**など
	内科的疾患	**高血圧症、狭心症、十二指腸潰瘍**など

2 疲労 ★☆☆

　疲労によって生理機能が低下した状態では、作業能率が低下します。このような状態を改善するために、疲労には、心身の過度の働きを制限し、**活動を止めて休息をとらせようとする働き**があります。

3 疲労の種類 ★☆☆

　疲労は、身体的疲労と精神的疲労に分けることができます。

①**身体的疲労**

　肉体的労働などのように筋肉を動かすことによって生じる疲労のことをいいます。

②**精神的疲労**

　ストレスによる脳の疲れが原因といわれています。

4 疲労の測定 ★★☆

他の疾病と同様に疲労も早期発見と予防とが重要です。自覚症状と他覚的症状とのそれぞれに測定方法があります。評価をするときは、いくつかの検査を組み合せて、総合的に判断することが望ましいとされています。

自覚症状の測定	調査表（厚生労働省にて公開）
他覚的症状の測定	フリッカー検査、2点弁別閾検査、集中維持機能検査などの生理学的検査

5 予防と回復 ★★☆

①予防

疲労を予防するには、作業の分析と作業方法の検討とが重要です。同時に、個人の能力面への配慮と心理的側面への対策なども必要です。

②疲労回復

疲労の回復には、休息、休養、睡眠が欠かせません。ただし、精神的疲労の場合は、適度に身体を動かす方が、**単に休息するより疲労の回復に役立つ場合が多い**といわれています。

睡眠中は、副交感神経が活発になり、心拍数の減少や体温の低下がみられます。

睡眠が不足すると、作業能率が低下するだけでなく、労働災害が発生しやすくなります。中でも、深夜勤務を含む交替制勤務者や航空機の乗務員などに対しては、特に睡眠確保に配慮する必要があります。

確認テスト ホメオスタシスと疲労

問題

(1) 生体恒常性（ホメオスタシス）とは、発汗などの体温調節にみられるように、外部の環境が変化しても身体内部の状態を一定に保つ仕組みをいう。

(2) 寒冷にさらされることによって体温が正常以下になると、皮膚の血管が拡張して血流量を増し、皮膚温を上昇させる。

(3) 間脳の視床下部には、体温調節中枢がある。

(4) 発汗していなくても、皮膚や呼吸器から1日に約850gの水が蒸発しており、これを不感蒸泄という。

(5) 疲労を評価するときには、いくつかの検査を組み合せて、総合的に判断することが望ましい。

(6) 疲労の他覚的症状を捉えるための検査には、ハイムリック法やブローカ法による検査がある。

(7) 睡眠中は、交感神経が活発になる。

(8) 睡眠中は、心拍数の減少がみられる。

解答解説

(1) ◯

(2) × 低温環境において、体温が正常以下になると、皮膚の血管が収縮して血流量を減少させ、熱の放散を抑制する。これにより、体温を上昇させようと代謝活動が亢進する。皮膚の血管が拡張して血流量を増加させる働きは、高温環境における体温調節でみられる。

(3) ◯

(4) ◯

(5) ◯

(6) × 疲労の他覚的症状を捉えるための検査には、フリッカー検査、集中維持機能検査などがある。

(7) × 副交感神経が、活発になり、新陳代謝は、低下する。

(8) ◯

監修者
山口 正浩（やまぐち まさひろ）
（株）経営教育総合研究所代表取締役社長、中小企業診断士の法定研修（理論政策更新研修）経済産業大臣登録講師。産業能率大学兼任講師、経済産業大臣登録中小企業診断士、経営学修士（MBA）。日本経営教育学会、日本経営診断学会、日本財務管理学会など多数の学術学会に所属し、財務や経営戦略、事業再生に関する研究をする一方、各種企業・地方公共団体にて、経営幹部、営業担当者の能力開発に従事している。

著書として、『経済学・経済政策クイックマスター』『アカウンティングクイックマスター』（同友館）、『3級・販売士最短合格テキスト』『減価償却の基本がわかる本』（かんき出版）、『販売士検定3級 重要過去問題 傾向の分析と合格対策』（秀和システム）、「マーケティング・ベーシック・セレクション・シリーズ」（同文舘出版）など、100冊以上の著書・監修書がある。

著者
中山 歳一（なかやま としかず）
（株）経営教育総合研究所研究員、衛生管理者研究会講師、東京都社会保険労務士会墨田支部役員、東京SR経営労務センター理事、中山社会保険労務士事務所代表、特定社会保険労務士、第1種衛生管理者。

人事・労務コンサルティング活動を中心に就業規則の作成、助成金申請、労働・社会保険申請手続き、新規事業立ち上げ支援を行う。中でもリスクヘッジ型就業規則の作成や是正勧告対応に定評がある。

第1種衛生管理者　最短合格テキスト

平成22年2月24日　初版発行

監修者　　　山口正浩
著　者　　　中山歳一
発行者　　　中島治久

発行所　　　同文舘出版株式会社
　　　　　東京都千代田区神田神保町 1-41　〒 101-0051
　　　　　電話 営業 03（3294）1801　編集 03（3294）1803
　　　　　振替 00100-8-42935
　　　　　http://www.dobunkan.co.jp

Ⓒ M.Yamaguchi　　　　　ISBN978-4-495-58751-2
印刷／製本：シナノ　　　Printed in Japan 2010

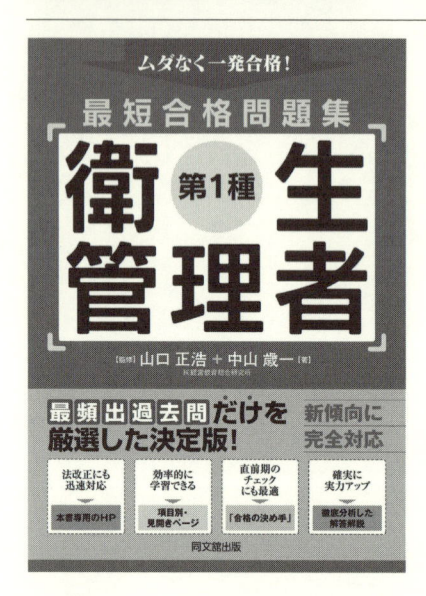

第1種衛生管理者 最短合格問題集

(株)経営教育総合研究所
山口正浩 監修
中山歳一 著

本体 1,500円

最頻出過去問だけを厳選した決定版！
テキストとの併用学習で一発合格を確実にしよう!!

近日刊行

第2種衛生管理者 最短合格テキスト・問題集

(株)経営教育総合研究所
山口正浩 監修
中山歳一 著

出る部分だけを確実に学習して最速合格をめざそう!!

衛生管理者 最短合格シリーズ専用
衛生管理者研究会HP

http://www.eiseikanri.biz/

同文舘出版

本体価格に消費税は含まれておりません。